Alessandro Caleffi, Danilo Berardi, Michael J. Noack
Keramikverblendschalen – Veneers:
Klinische Erfahrungen und neue Methoden
Von der klassischen Keramik bis zu Preßverfahren

Keramikverblendschalen–Veneers:
Klinische Erfahrungen und neue Methoden
Von der klassischen Keramik bis zu Preßverfahren

Alessandro Caleffi

Spezialist in Zahnheilkunde und Prothetik
Freier Zahnarzt. Ärztlicher Berater für Prothetik des Krankenhauses
Fatebenefratelli „Isola Tiberina" in Rom. Klinische Abteilung
der Universität von Rom „Tor Vergata"
Universitäts-Direktor Prof. M. Martignoni

Danilo Berardi

Zahntechniker
Labortechniker

Deutsche Bearbeitung:

Michael J. Noack

Leiter der Abteilung für Zahnerhaltung
und Parodontologie des Zentrums für ZMK-Heilkunde
der Universität zu Köln

Quintessenz Verlags-GmbH

Berlin, Chicago, London, São Paulo, Tokio,
Paris, Barcelona, Moskau, Prag und Warschau

Titel der italienischen Originalausgabe:
Veneers in porcellana mordenzata: esperienze cliniche e nuove metodiche
Dalle porcellane tradizionali alle ceramiche integrali a pressione

Die Deutsche Bibliothek – CIP-Einheitsaufnahme

Caleffi, Alessandro:
Keramikverblendschalen – Veneers : klinische Erfahrungen und neue
Methoden von der klassischen Keramik bis zum Preßverfahren/
Alessandro Caleffi ; Danilo Berardi. Übers. aus dem Ital., ins Dt. aus
dem Engl. von Michael J. Noack. –Berlin : Quintessenz-Verl.-GmbH, 2000
   Einheitssacht.: Veneers in porcellana mordenzata <dt.>
   ISBN 3-87652-243-9

© 2000 by Quintessenz Verlags-GmbH, Berlin
Druck und Bindearbeiten: cortella poligrafia spa - 37133 Verona
Printed in Italy

ISBN: 3-87652-243-9

Übersetzung unter Mitarbeit von
Dr. Ulrike Fritz und Dr. Michael Wicht

Inhaltsverzeichnis

Vorwort zur deutschen Ausgabe

Bücher über Restaurationstechniken gibt es viele. Ein Teil der Autoren versucht auch, die aufeinanderfolgenden Arbeitsschritte anschaulich darzustellen. Das vorliegende Buch will mehr. Kann man überhaupt komplizierte Techniken durch einzelne grafische Momentaufnahmen oder Fotografien veranschaulichen?

Durch die Darstellung individueller Teilschritte zunächst in vitro, was eine optimale Aufnahmetechnik ermöglicht, und in der Folge auch in klinischen Situationen wird hier wirklich versucht, einen Leitfaden anzubieten, dessen Inhalt sich Schritt für Schritt in die Praxis umsetzen läßt. Vielleicht ist er sogar besser als eine Livedemonstration, weil das Betrachten einzelner Schritte und die individuelle Anpassung möglich sind, in etwa so wie eine Zeitlupe diejenigen Details darstellt, die man im normalen Durchlauf leicht übersieht.

Veneers galten noch vor wenigen Jahren als exotische Technik, die sich bei normalen Patienten mit durchschnittlichen Zahnschäden nicht anwenden läßt. Die vorliegenden Fallbeispiele zeigen typische Situationen aus dem Alltag: Erosionen, Abrasionen und Keildefekte, aber auch kariös geschädigte Gebisse. Gleichzeitig macht das vorliegende Werk auch deutlich, wie schadensgerecht die Restaurationstechnik mit Veneers ist, falls die Hartsubstanzschäden vorwiegend die Fazialflächen betrifft.

Eine konventionelle Überkronung wäre in diesen Situationen zweifellos substanzfordernder. Wer sich mit dieser schonenden Technik auseinandersetzen möchte, findet hier alle notwendigen Informationen.

Prof. Dr. Michael J. Noack

Vorwort

Ich bin sehr erfreut, daß ich gebeten wurde, dieses neue Buch von Dr. Alessandro Caleffi und dem Technikermeister Danilo Berardi, einzuleiten. Der innovativen Veneertechnik wird heute mehr und mehr Bedeutung beigemessen.

Dr. Caleffi war einer meiner Schüler und später Mitglied meiner Abteilung an der Universität Tor Vergata in Rom. Sein Interesse an den in diesem Buch beschriebenen Behandlungsmethoden reicht zehn Jahre zurück. In dieser Zeit erwarb er ein beachtliches Fachwissen und hatte Gelegenheit, seine Techniken zu verfeinern. Die heute vorliegenden Resultate hielt man noch vor wenigen Jahren für schier unmöglich.

Im Anfangsteil legen die Autoren besonderen Wert auf Diagnose und Indikation für ästhetische Rehabilitationen von Frontzähnen mit Veneers. Die eingehenden und klaren Erläuterungen der einzelnen Arbeitsschritte, sowie des benötigten Instrumentariums, werden übersichtlich, in didaktisch exzellenter Manier dargestellt. Die Abdruckverfahren und labortechnischen Arbeiten entsprechen ebenfalls höchstem Standard. Die Laborarbeiten wurden von Danilo Berardi erstellt, der ebenfallls in Rom praktizierte und mehrere Jahre eng mit Dr. Caleffi zusammenarbeitete. Dem Leser werden hier hauptsächlich praktische Anweisungen vermittelt, die er leicht nachvollziehen kann.

Die Grundprinzipien einer zahnärztlichen Restauration – marginale Integrität, Belastbarkeit und Oberflächenstruktur – werden allesamt beachtet. Sie werden nicht nur als Schlüssel zum initialen Erfolg dieser Technologie, sondern vor allem auch als Fundament für einen langfristigen Erfolg des Endergebnisses angesehen. Die gegenwärtige Entwicklung der Zahntechnik hat einen Stand erreicht, dessen Ziele höher sind, als nur ein „annehmbares" Ergebnis anzustreben. Zahnersatz muß sich harmonisch in die vorgegebenen anatomischen Verhältnisse einfügen und, falls erforderlich, diese unterstützen.

Ohne fundiertes Grundwissen, Hingabe und enthusiastischen Einsatz wäre eine Erfüllung dieser Prinzipien nicht möglich. Ich bin sehr stolz, daß zwei meiner ehemaligen Studenten so viel in ihrem Fachgebiet erreicht haben und empfehle dieses Buch nicht nur Studenten der Zahnheilkunde, sondern vor allem praktizierenden Zahnärzten und Zahntechnikern. Dem aufmerksamen Leser werden eine Menge nützlicher Informationen bereitgestellt, die dazu beitragen, einem stetig ansteigenden Bedürfnis nach ästhetischer Zahnheilkunde gerecht zu werden.

Prof. Mario Martignoni

Einleitung

Es werden hauptsächlich zwei verschiedene Behandlungsmethoden diskutiert, um ästhetische Probleme im Frontzahngebiet zu lösen:

Die direkte Methode
Verblendschalen, die chairside vom Zahnarzt mit mikrogefüllten oder Hybrid-Kompositen hergestellt werden.

Die indirekte Methode
Laborgefertigte und durch den Zahnarzt inkorporierte Verblendschalen (mikrogefüllte Kunststoffverblendschalen, Acryl-Veneers oder Keramikverblendschalen).

Die von uns vorgeschlagene Technik stellt nur eine gültige Alternative zur konventionellen Therapie mit Komposit-Materialien dar. Sie bietet jedoch den Vorteil, daß nicht nur kosmetische, sondern auch funktionelle Probleme behoben werden können. Wir sehen unsere Aufgabe nicht darin, prothetische, beziehungsweise kieferorthopädische Therapiemöglichkeiten zu ersetzen, falls diese angebracht sind und von Patientenseite akzeptiert werden.

Indikation

Keramikverblendschalen können bei folgenden Gegebenheiten indiziert sein:
1. Schmelzhypoplasien, wellige Oberfläche, Vertiefungen, Furchen, Flecken etc.
2. Schmelzabrasionen, häufig aufgrund mechanischer Abrasion.
3. Kongenitale Amelogenisis imperfecta, durch Hormone oder Tetracycline hervorgerufen.
4. Chromatische oder dystrophische Veränderungen bei Dentalfluorosen.
5. Verfärbungen bei Pulpennekrose oder endodontischer Vorbehandlung.
6. Großflächige oder ästhetisch unbefriedigende oberflächliche Restaurationen.
7. Koronale Frakturen, bei denen hauptsächlich die Palatinalflächen betroffen sind.
8. Persistierende Milchzähne, deren Wurzeln nicht resorbiert wurden.
9. Nichtanlage des oberen, seitlichen Inzisivus; der Eckzahn steht anstelle des Schneidezahnes.
10. Abnormale Größe: im Wachstum behinderte Zähne, Mikrodentes.
11. Diastemata.
12. Zahnstellungsanomalien.
13. Metallkeramische Kronen.

Vorteile

Verglichen mit direkten Systemen bieten indirekte Verfahren folgende Vorteile:

1. Bessere ästhetische Resultate.
2. Optimaler Abrasionswiderstand.
3. Biokompatibilität gegenüber den Weichgeweben.
4. Form- und Farbstabilität.
5. Keine Beeinflussung durch Alkohol, Medikamente, Kosmetika (Lippenstift) oder Lösungsmittel.
6. Oberflächengestaltung und Politur entfallen.
7. Extrem gute Haftfestigkeit zwischen Befestigungsmaterial, Veneer und Schmelz.

Nachteile

Nachfolgend werden die ungünstigen Eigenschaften der Veneertechnik aufgeführt. Hiermit wird nicht beabsichtigt, den Leser zu entmutigen, sondern ihn vielmehr darauf aufmerksam zu machen, die richtige Indikation für eine indirekte Restauration zu stellen.

1. Mindestschichtstärke des Schmelzes und der unterstützenden Zahnhartsubstanzen, um optimale Anbindung und Haltbarkeit zu gewährleisten.
2. Kontraindikation bei Patienten mit ungünstigen Habits.
3. Lange Behandlungsdauer.
4. Das Ergebnis ist vom Geschick des Zahntechnikers abhängig.
5. Das Veneer ist aufgrund der geringen Schichtstärke sehr fragil, die Handhabung ist schwierig.
6. Reparaturen sind kaum möglich.
7. Der Befestigungsvorgang ist kompliziert.
8. Farbveränderungen nach dem Befestigen sind unmöglich.
9. Hohe Laborkosten.

Kapitel 1

Klinisches Vorgehen

Klinisches Vorgehen

Präparation des Zahnes

Erste Publikationen über die Veneer-technik empfahlen lediglich ein Anrau-hen des bukkalen Schmelzes. Heute dagegen ist allgemein anerkannt, daß eine Präparation des Zahnes aus fol-genden Gründen unumgänglich ist:

1. Die Schmelz-Ätz-Technik ist effektiver.
2. Die Präparationsgrenze stellt sich für den Zahntechniker deutlich dar; das Veneer wird dadurch präziser.
3. Die Paßgenauigkeit des Veneers ist besser und garantiert einen sicheren Schutz des Zahnes gegen mechani-sche Belastungen.
4. Die Möglichkeit einer Überkonturie-rung, sowohl in horizontaler als auch in vertikaler Dimension und damit eine Veränderung des Streß-Profils wird reduziert.
5. Fehlende Gewebeirritation begünstigt die Integrität des marginalen Par-odonts.

Die Präparation des Zahnes sollte daher durch die bukkale, approximale, inzisale und linguale Schmelzstärke begrenzt sein. Je nach Größe, Form und Zerstö-rungsgrad des zu behandelnden Zah-nes, sollte die verbleibende Schmelz-schicht 0,3–0,6 mm nicht unterschrei-ten. Bekanntlich ist das Schmelzangebot eines mittleren Schneidezahnes größer als das eines Eck- bzw. seitlichen Schneidezahnes. Ein Oberkieferfront-zahn bietet mehr Schmelz zur Präpara-tion als ein solcher im Unterkiefer. Ein quadratischer Zahn läßt sich einfacher als ein ovaler bzw. dreieckiger Zahn beschleifen. Bei abradierten Zähnen soll-te schmelzschonender präpariert wer-den, hingegen muß bei rotierten oder nach labial gekippten Zähnen mehr Substanz geopfert werden.

Falls kleinflächige Dentinbereiche frei-gelegt werden, kommen Dentinhaftver-mittlungssysteme zur Anwendung. Ein verbliebener, ausreichender Schmelz-mantel garantiert in Kombination mit einem Befestigungskomposit einen effektiven Verbund zwischen Restaura-tion und Zahn.

Für die Veneertechnik stehen unter-schiedliche Präparationsinstrumentarien zur Verfügung. Aufeinander abgestimmte Schleifer ermöglichen das schrittweise Vorgehen bei der Präparation. Wir persönlich bevorzugen die Verwendung von Schleifern, die wir bei der prothetischen Routinebehandlung einsetzen. Aus diesem Grund empfehlen wir die von Professor Martignoni entwickelten North Bel TDL Diamantinstrumente, deren Form, Größe und Beschaffenheit das Markieren, Abtragen und Konturieren der Zahnoberfläche ermöglichen.

Folgende North Bel Instrumente kommen bei der Präparation zur Anwendung: M121, M122, M112 und MF112. Der M121 wird am häufigsten eingesetzt; dieses Instrument hat einen Durchmesser von 1,2 mm im mittleren Bereich des Kopfendes und wird zusammen mit einem kugelförmigen Diamantschleifer gleichen Durchmessers verwendet. Der Behandler erhält eine optimale Kontrolle über die Schnittiefe, wenn er den M121 bis zur Hälfte versenkt. Zuletzt werden der Feinkorndiamantschleifer MF112 sowie das speziell von Prof. Martignoni entwickelte Handinstrument MA2 verwendet, um die Oberfläche zu nivellieren und die Kontur des Zahnes zu bearbeiten (Abb. 1-3).

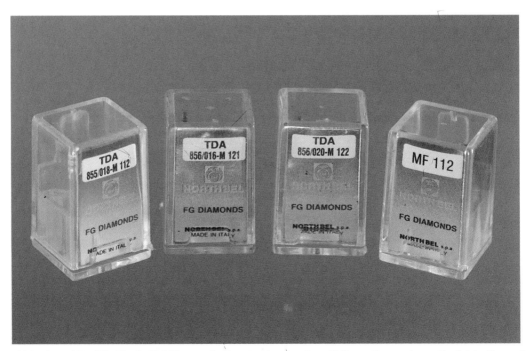

Abb. 1 und 2   Die North Bel Diamantinstrumente aus dem Präparationsset von Prof. Martignoni und eine Kugel eignen sich zum Markieren, Abtragen und Konturieren der Zahnhartsubstanz.

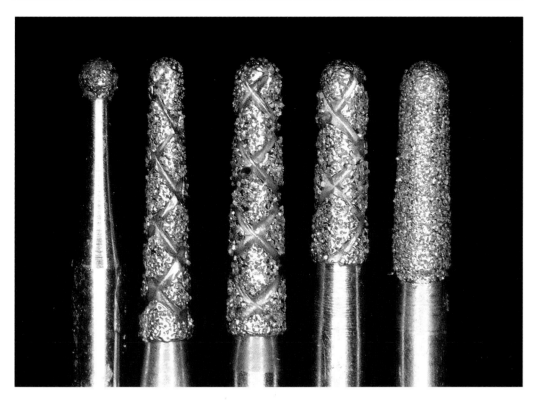

Abbildung 2

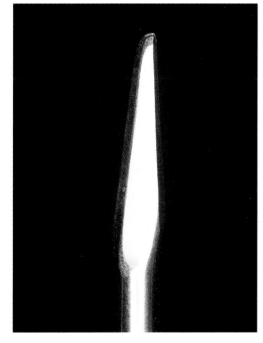

Abb. 3
MA2, ein skalpellähnliches Instrument der Firma Safident, ebenfalls von Prof. Martignoni entworfen, wird für die manuelle Feinkorrektur der Zahnoberfläche verwendet.

Präparationsformen

1 Fensterpräparation
2 Überlappende
  Inzisalkantenpräparation
3 Präparation mit inzisalem Bevel

Die Fensterpräparation

Diese Präparationsform gewährt dem Veneer einen effektiven Schutz durch die verbliebene Zahnhartsubstanz, auch wenn die lingualen Schmelzkanten relativ geschwächt sind. Das adhäsive Befestigen stellt einen stabilen Verbund zwischen inzisalem Schmelz und Veneer sicher.

Überlappende Inzisalkantenpräparation
Indikation:

– wenn eine Kronenverlängerung aus funktionellen Gründen gewünscht wird;
– wenn eine Kronenverlängerung aus ästhetischen Gründen gewünscht wird;
– wenn die Palatinalfläche eines stark geschwächten Zahnes geschützt werden soll;
- wenn die Bukkalfläche nicht genügend Schmelz bietet.

Präparation mit inzisalem Bevel
Die Inzisalkante wird durch einen nach labial geneigten Bevel von 0,5 bis 1,0 mm reduziert.

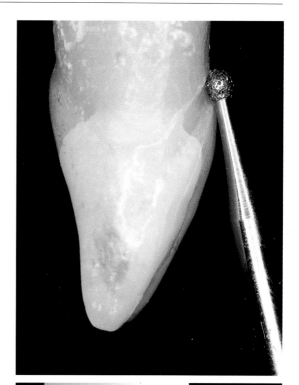

Abbildung 4a

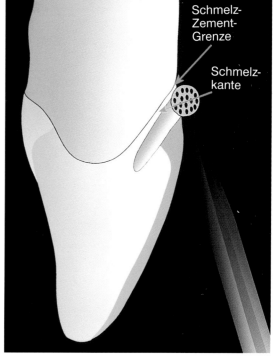

Abb. 4a und 4b
Die Präparation des Zahnes wird zervikal begonnen. Die Kugel wird bis zur Hälfte versenkt, wobei unbedingt eine intakte Schmelzkante oberhalb der Schmelz-Zement-Grenze belassen werden muß.

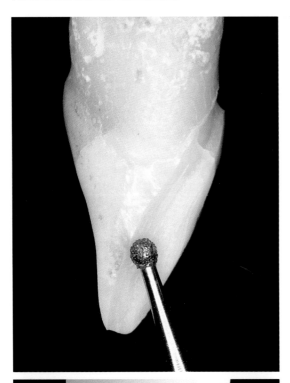

Abbildung 5a

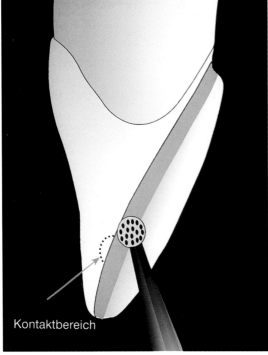

Kontaktbereich

Abb. 5a und 5b
Die Präparation wird entlang der gesamten bukkalen Kontur des Zahnes, von mesial nach distal, fortgeführt. Das Veneer darf approximal nicht mehr als die Hälfte des Kontaktbereiches bedecken, da ein resultierender Unterschnitt das Einsetzen der Restauration unmöglich macht.

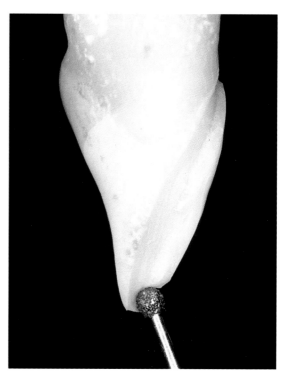

Abbildung 6a

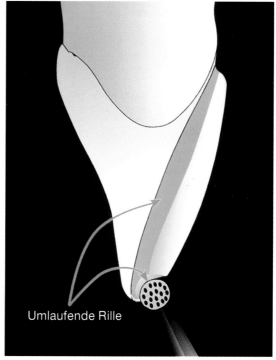

Umlaufende Rille

Abb. 6a und 6b
Mit dem gleichen Instrument wird die äußere Begrenzung der Präparation, einschließlich der inzisalen Kante, festgelegt. Auch in diesem Bereich sollte ausreichend Schmelz belassen werden.

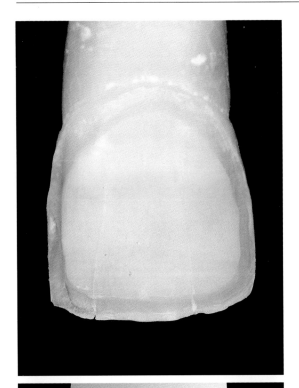

Abbildung 7a

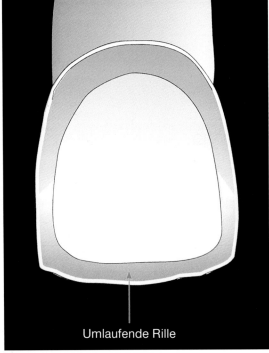

Umlaufende Rille

Abb. 7a und 7b
Die erste Phase der Präparation ist beendet. Die äußere Grenze bildet einen Rahmen um den gesamten Zahn.

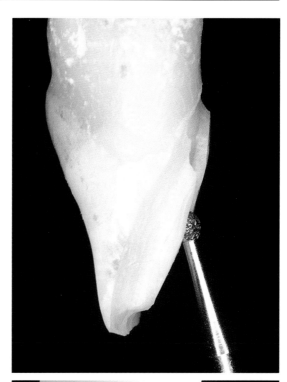

Abbildung 8a

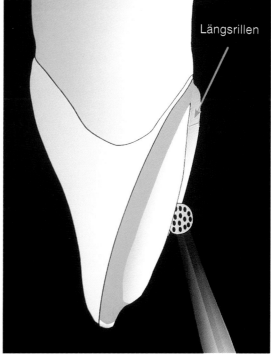

Längsrillen

Abb. 8a und 8b
Mit der Kugel werden longitudinale Markierungsrillen auf der Labialfläche angelegt.

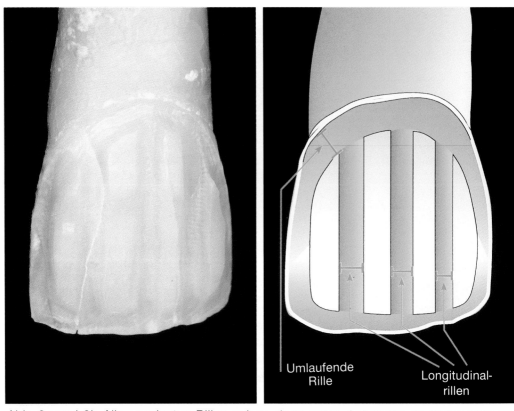

Abb. 9a und 9b Alle angelegten Rillen geben einen guten Anhalt für die Vollendung der Präparation.

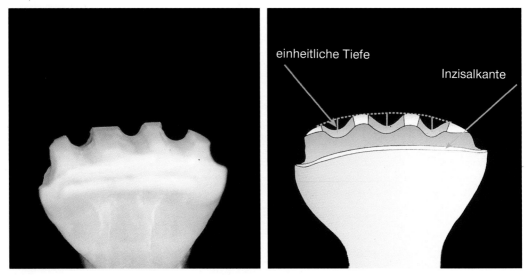

Abb. 10a und 10b Die Ansicht von inzisal zeigt die einheitliche Tiefe aller Markierungsrillen.

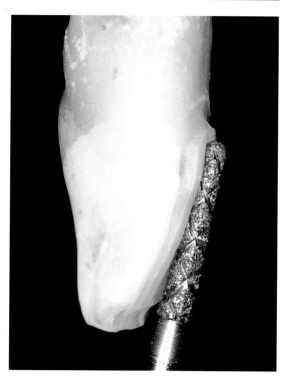

Abbildung 11a

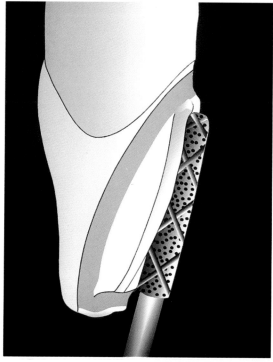

Abb. 11a und 11b
Die Markierungsrillen werden mit dem
Diamantschleifer M121 verbunden.

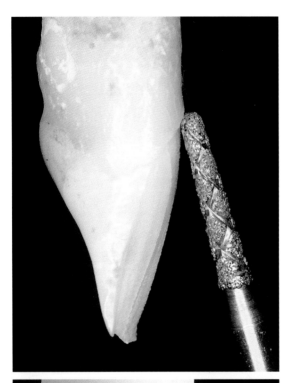

Abbildung 12a

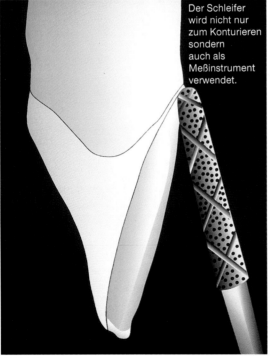

Der Schleifer
wird nicht nur
zum Konturieren
sondern
auch als
Meßinstrument
verwendet.

Abb. 12a und 12b
Abschließend wird die zervikale Präparation beendet. Der gleiche Schleifer wird
nun als Meßinstrument verwendet.

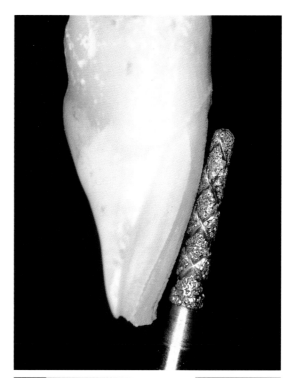

Abbildung 13a

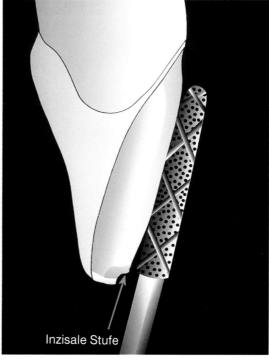

Inzisale Stufe

Abb.13a und13b
Fertige Präparation unter Berücksichtigung
der inzisalen Stufe.

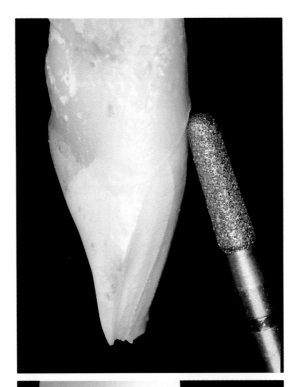

Abbildung 14a

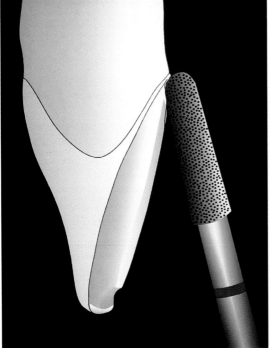

Abb.14a und 14b
Die Präparationsgrenzen werden mit dem
Feinkorndiamantschleifer MF112 geglät-
tet.

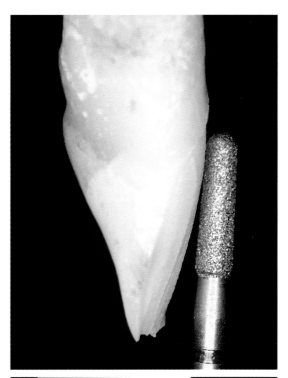

Abbildung 15a

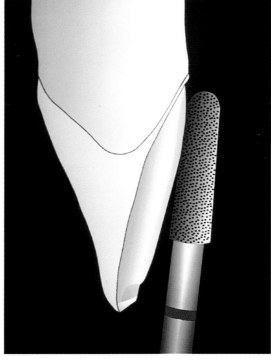

Abb. 15a und 15b
Die gesamte Bukkalfläche wird ebenfalls geglättet. So werden die, durch die Markierungen hervorgerufenen, Unebenheiten beseitigt.

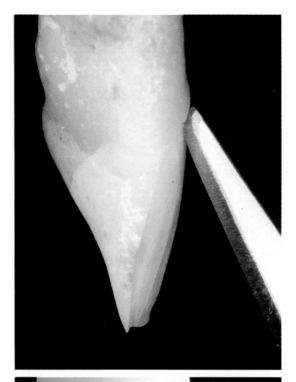

Abbildung 16a

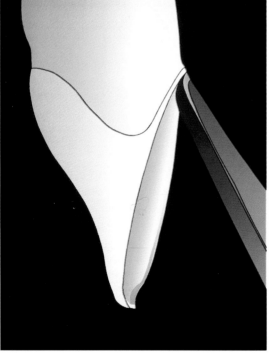

Abb. 16a und 16b
Mit dem Handinstrument Safident MA2
werden die Ränder ein letztes Mal geglättet.

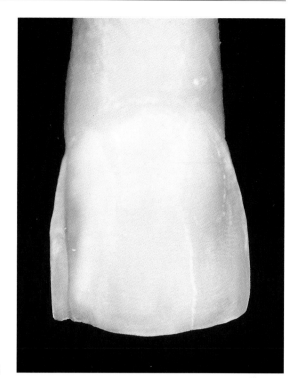

Abbildung 17a

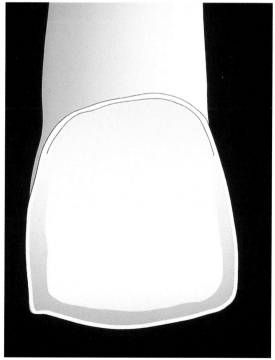

Abb. 17a und 17b
Fertige Präparation.

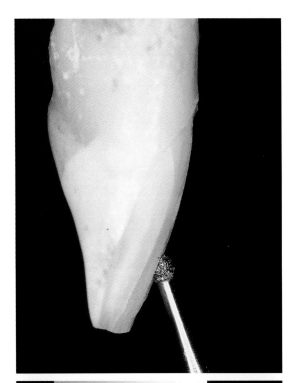

Abbildung 18a

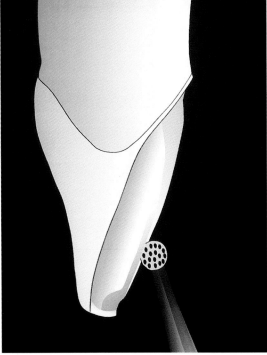

Abb. 18a und 18b
Mit der Kugel werden eine oder mehrere Vertiefungen auf der Labialfläche angebracht. Diese dienen, zusammen mit der umlaufenden Rille, einer exakten Fixierung des Veneers während der Befestigung.

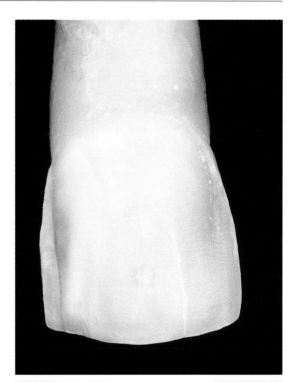

Abbildung 19a

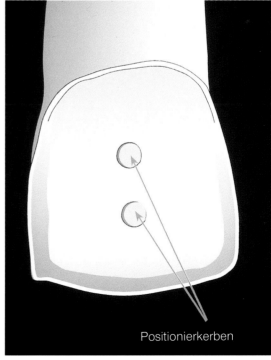

Positionierkerben

Abb. 19a und 19b
Positionierkerben auf der Bukkalfläche.

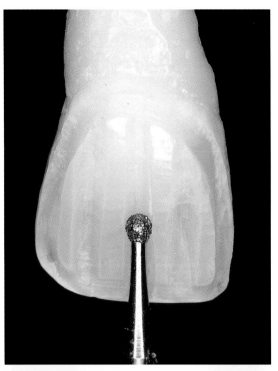

Überlappende Inzisalkantenpräparation

Abbildung 20a

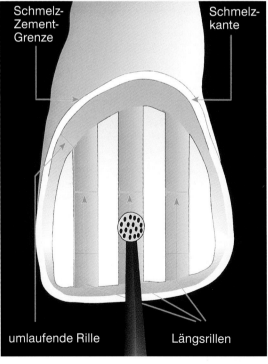

Schmelz-Zement-Grenze

Schmelz-kante

umlaufende Rille

Längsrillen

Abb. 20a und 20b
Die überlappende Inzisalkantenpräparation wird analog der Fensterpräparation begonnen. Nachdem die äuße-
ren Präparationsgrenzen festgelegt sind,
werden mit einer Diamantkugel longitudinale Markierungsrillen in die Labialfläche
präpariert.

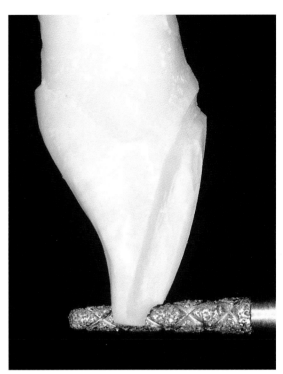

Abbildung 21a

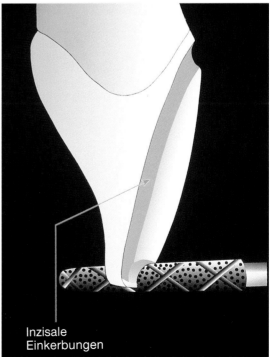

Inzisale
Einkerbungen

Abb. 21a und 21b
In Verlängerung der Längsrillen werden mit einem abgerundeten Instrument (M 121) inzisale Einkerbungen präpariert.

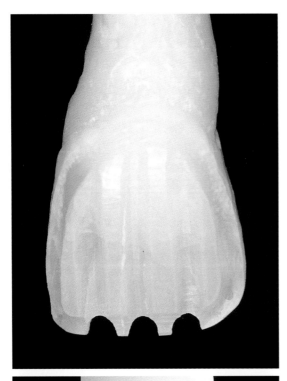

Abbildung 22a

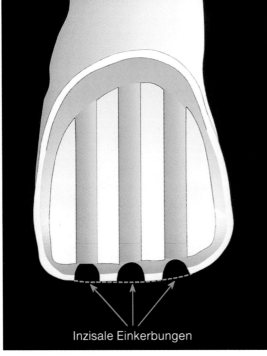

Inzisale Einkerbungen

Abb. 22a und 22b
Labialansicht der inzisalen und longitudi-
nalen Markierungsrillen.

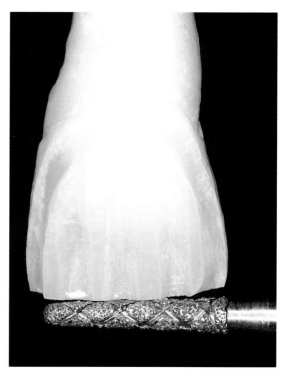

Abbildung 23a

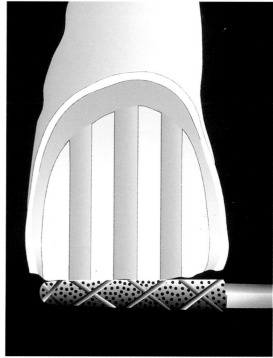

Abb. 23a und 23b
Mit dem gleichen Instrument (M 121) werden die inzisalen Markierungen an ihrem tiefsten Punkt nivelliert.

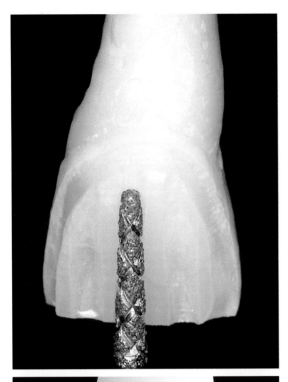

Abbildung 24a

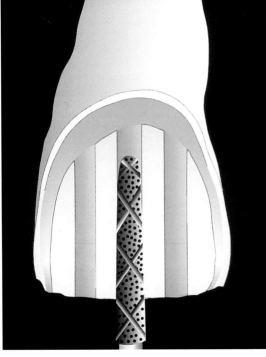

Abb. 24a und 24b
Die Longitudinalrillen werden ebenfalls
nivelliert.

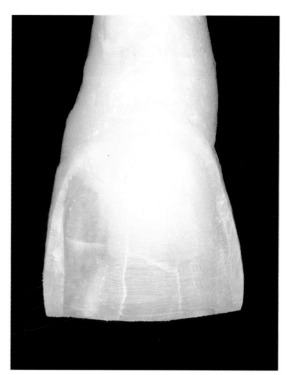

Abbildung 25a

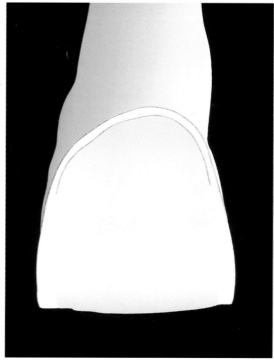

Abb. 25a und 25b
Labialansicht nach Nivellierung aller Markierungsrillen.

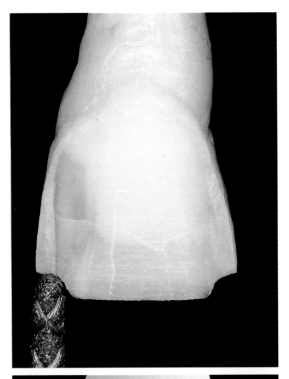

Abbildung 26a

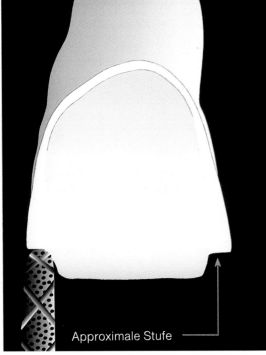

Approximale Stufe

Abb. 26a und 26b
Jeweils mesial und distal wird mit dem Diamantinstrument M122 eine Stufe angelegt, die eine exakte Positionierung des Veneers begünstigt.

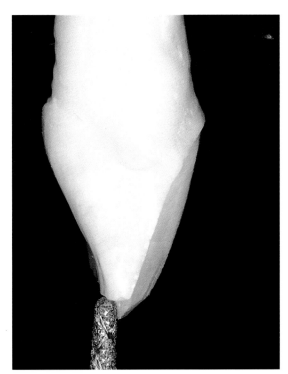

Abbildung 27a

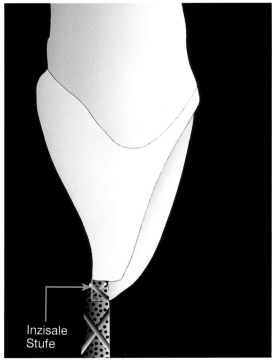

Abb. 27a und 27b
Die Form des M121 ermöglicht die Präparation einer schmelzbegrenzten, inzisalen Stufe.

43

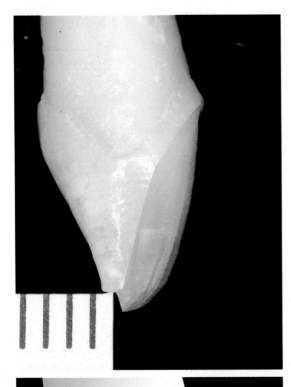

Abbildung 28a

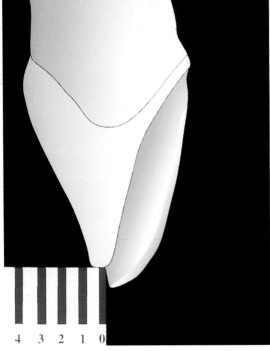

4 3 2 1 0

Abb. 28a und 28b
Die gleichzeitige Verwendung des M121
als Meßinstrument stellt eine kontinuierliche Stufenbreite von 0,5 mm sicher.

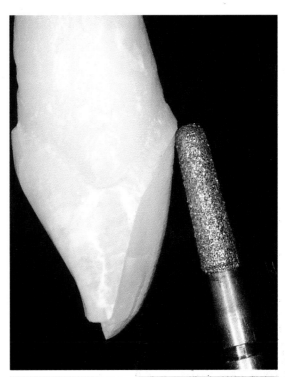

Abbildung 29a

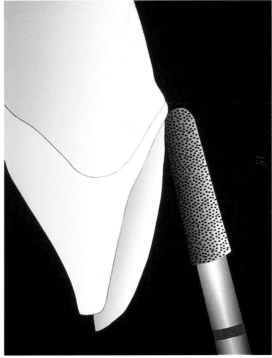

Abb. 29a und 29b
Die Präparation wird mit einem Feinkorn-
diamantenschleifer (MF112) geglättet.

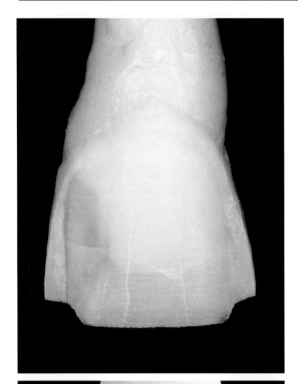

Abbildung 30a

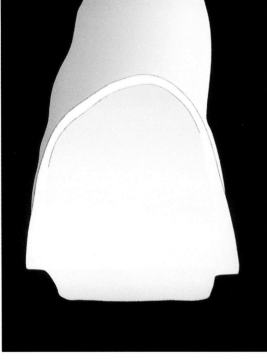

Abb. 30a und 30b
Labialansicht der finierten Präparation.

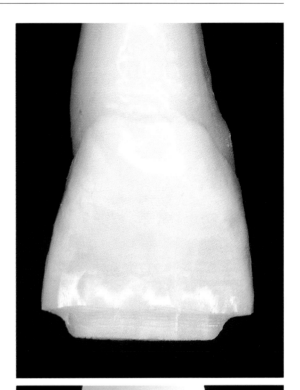

Abbildung 31a

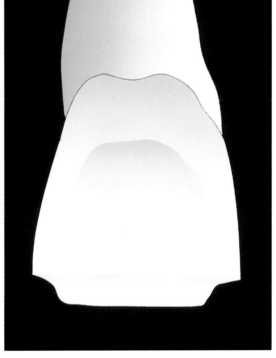

Abb. 31a und 31b
Ansicht von palatinal.

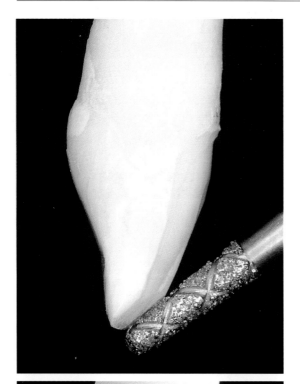

Präparation mit inzisalem Bevel

Abbildung 32a

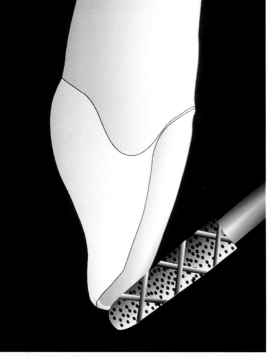

Abb. 32a und 32b
Nachdem die äußere Präparationsgrenze festgelegt ist, wird mit dem Instrument (M 112) ein inzisaler Bevel angelegt. Es ist darauf zu achten, daß eine linguale Schmelzkante belassen wird.

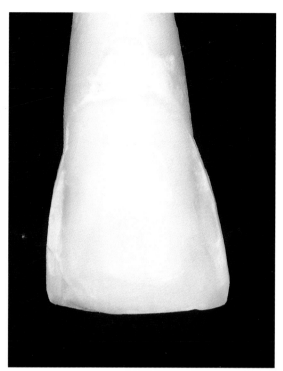

Abbildung 33a

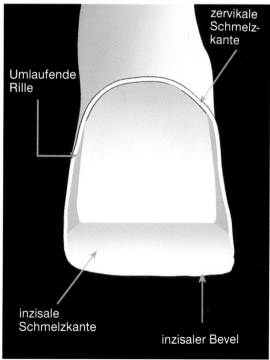

Abb. 33a und 33b
Die fertige Präparation: Ansicht von bukkal.

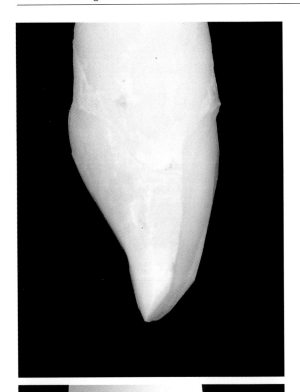

Abbildung 34a

Inzisale
Schmelzkante   inzisaler Bevel

Abb. 34a und 34b
Finierte Präparation: Seitenansicht.

Provisorische Versorgung

Unsere Erfahrung zeigt, daß eine provisorische Versorgung nur selten erforderlich ist. In der Regel treten keine postoperativen Beschwerden auf, da nur geringfügig präpariert wird. Aus diesem Grunde tolerieren aufgeklärte und motivierte Patienten diesen Zustand gerne. Zudem versuchen wir den Zeitraum von der Abdrucknahme bis zur Eingliederung der fertigen Restauration möglichst kurz zu halten (3-5 Tage), um Komplikationen vorzubeugen. Weiterhin sprechen folgende Gründe gegen eine provisorische Versorgung:

– Hoher Zeitaufwand.
– Kunststoffprovisorien können die marginale Gingiva irritieren und somit zu Problemen beim adhäsiven Einsetzen führen.
– Das provisorische Befestigungsmaterial sollte einfach zu entfernen sein und darf die präparierte Schmelzoberfläche nicht verändern. Die meisten Präparate eignen sich daher nicht.
– Ein Verzicht auf das Provisorium erleichtert dem Patienten die Mundhygiene.
Die Gingiva bleibt dadurch entzündungsfrei und der Befestigungsvorgang wird erheblich vereinfacht.

Abdruckverfahren

Alle anerkannten Elastomere (Polysulfide, Polyäther, Polyvinylsiloxane) sind für die Abdrucknahme geeignet. Hydrokolloide hingegen sind weniger praktikabel, da sie häufig in approximale Unterschnitte eindringen. Durch vorheriges Ausblocken dieser Unterschnitte wird ein Ausreißen des Materials verhindert.

Das Abdruckmaterial sollte eine hohe Zugfestigkeit aufweisen, sowie gingivale und approximale Strukturen exakt wiedergeben. Eine Gesamtabformung des Kiefers ist erforderlich, wenn durch die Restauration Veränderungen der Okklusion oder Artikulation bewirkt werden sollen. Werden hingegen keine funktionellen Veränderungen angestrebt, ist die Abformung des Frontzahnsegmentes mit einem Teilabdrucklöffel ausreichend. Falls die zervikale Präparationsgrenze untehalb des Zahnfleischsaumes zu liegen kommt, können nicht imprägnierte Retraktionsfäden vorsichtig in den Sulkus eingebracht werden.

Forcierte oder sehr lange Retraktion des Zahnfleisches kann zu irreversiblen Schäden und zum Verlust der zervikalen Kontur führen. Wir bevorzugen daher eine Methode, die von Prof. Martignoni beschrieben wurde. Der Patient beißt frontal auf Silikonabformmaterial, seitlich jeweils auf eine Watterolle. Diese Methode ist effektiv und atraumatisch zugleich.

Eine Abformung muß alle Feinheiten der Präparation wiedergeben. Die zervikalen Grenzen sollten deutlich dargestellt werden, um ein präzises Meistermodell und schließlich eine präzise Restauration ohne Überkonturierung zu erhalten. (Abb.35 - 49)

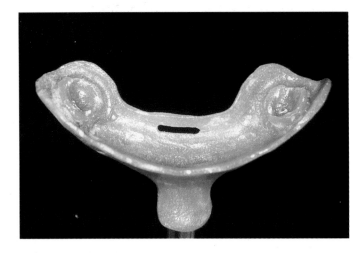

Abb. 35
Ein individueller Teilabdrucklöffel mit jeweils einem Stop an
den Eckzähnen ermöglicht
eine korrekte Positionierung
des Löffels.

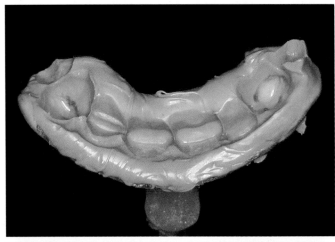

Abb. 36 und 37
Nach der ersten Abformung
sind die Stops noch sichtbar.
Im unteren Bild die Korrek-
turabformung.

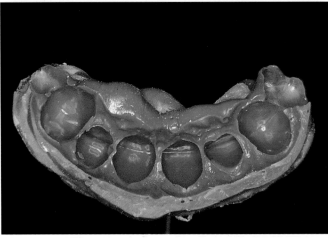

Abbildung 37

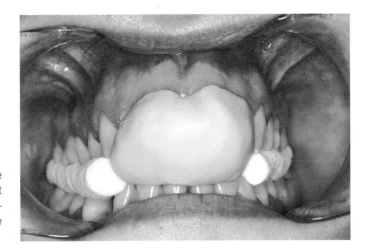

Abb. 38
Das „Putty-Material" wird in die Frontzahnregion eingebracht und der Patient gebeten, seitlich auf jeweils eine Watterolle zu beißen.

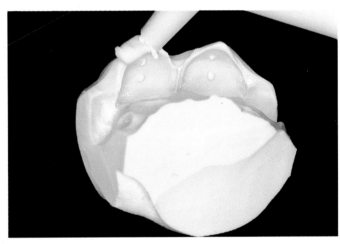

Abb. 39
Der Vorabdruck wird mit einem Skalpell und einem Rosenbohrer getrimmt und mit dem gleichen Material wieder ergänzt. Der Gebrauch einer Plastikspritze ist hilfreich.

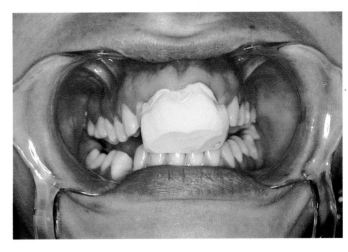

Abb. 40 und 41
Der Abdruck wird reponiert und der Patient wird gebeten, fest zuzubeißen. Das Resultat ist ein „extendierter" Abdruck.

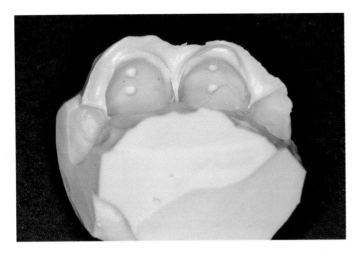

Abbildung 41

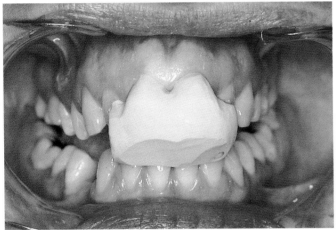

Abb. 42
Das Silikon wird vorsichtig beschnitten und nochmals replaziert. Durch kräftiges Zusammenbeißen wird die marginale Gingiva nach apikal verdrängt, das Gewebe erscheint ischämisch.

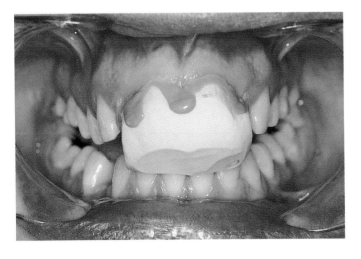

Abb. 43 und 44
Das Ergebnis kann durch die Korrektur mit einem niedrig-viskösen Material noch verbessert werden.

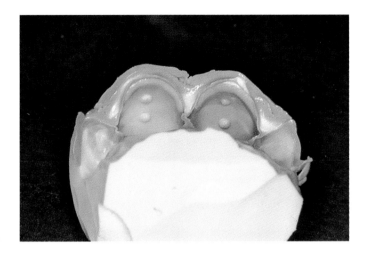

Abbildung 44

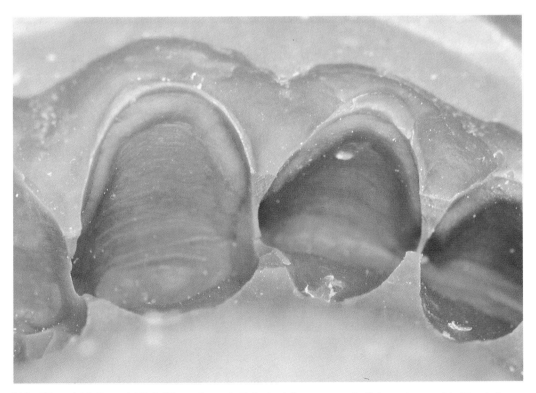

Abb. 45 und 46 Sowohl Polyäther, als auch Polyvinylsiloxane ermöglichen eine exakte Darstellung der Präparation, des Gingivalsaumes, der Approxialräume und der zervikalen Grenze.

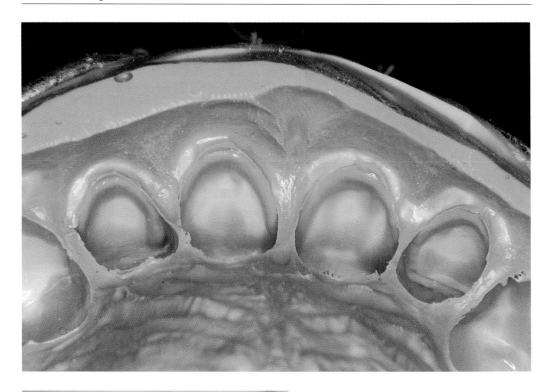

↑ Abbildung 46

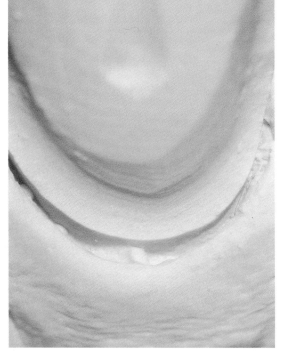

Abb 47 bis 49
Eine eindeutige und klare Präparation garantiert, daß der Techniker das Modell „lesen" kann und nicht interpretieren muß. Eine vertikale, wie auch horizontale Überkonturierung kann vermieden werden.

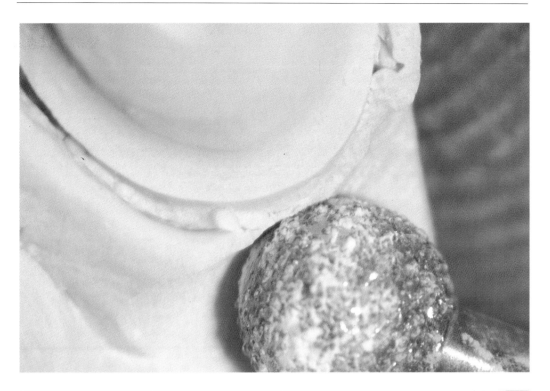

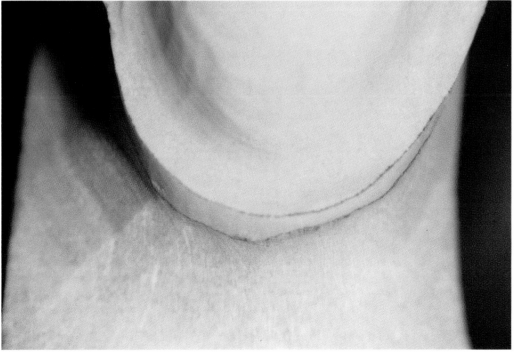

Die adhäsive Befestigung

Das adhäsive Einsetzen einer Restauration ist sehr empfindlich gegenüber Verarbeitungsfehlern und stellt somit den limitierenden Faktor für den (langfristigen) Erfolg unserer Arbeit dar. Dem raschen Fortschritt auf dem Gebiet der ästhetischen Zahnheilkunde verdanken wir eine Palette unterschiedlicher und verbesserter Befestigungsmaterialien. Das Veneer selbst weist nur minimale Retention auf, so daß ein optimaler Verbund zwischen Restauration und Zahn lediglich durch das Befestigungsmaterial gewährleistet wird. Es können zwei Möglichkeiten der adhäsiven Befestigung unterschieden werden:
- Mit PMMA-Kunststoffen
- Mit Befestigungskompositen.

Seit 1985 bevorzugen wir Super Bond (Sun Medical Co., Kyoto, Japan), ein Resin-Zement, der von Prof. Masaka (Tokyo Medical and Dental University) speziell für die adhäsive Befestigung von Maryland-Brücken entwickelt wurde (Abb. 50).

Das Befestigungskomposit Variolink (Vivadent) wurde alternativ verwendet. Dieses Produkt ist einfach zu handhaben und berücksichtigt neue Erkenntnisse der Adhäsivtechnologie (Abb. 51). Welchem Material auch immer der Vorzug gegeben wird, es muß zwei verschiedene Substanzen miteinander verbinden – das Veneer und die Zahnoberfläche.

Die Passung sollte stets vor dem Befestigen überprüft werden. Eine Empress-Restauration sollte dazu unpoliert sein, ein auf konventionelle Art ange fertigtes Veneer hingegen fertig ausgearbeitet. Eventuelle Korrekturen werden

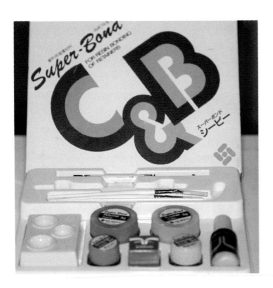

Abb. 50
Super Bond C & B: Ein Befestigungsmaterial auf 4-META-Basis.

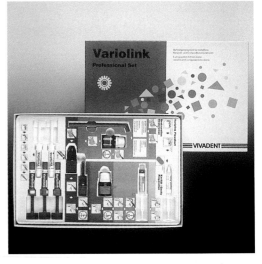

Abb. 51 Variolink: Ein Mikrohybrid-Befestigungskomposit für die adhäsive Befestigung von Keramikverblendschalen.

mit einem feinkörnigen Diamantschleifer, bei mittlerer Umdrehungszahl und nur geringem Druck, durchgeführt.

Werden mehrere Keramikverblendschalen gleichzeitig angefertigt, so sollten sie zusammen anprobiert werden, da ein starker Approximalkontakt zu Problemen beim Befestigen führen kann.

Befestigung mit PMMA-Kunststoffen

Super Bond C & B: Zusammensetzung und Eigenschaften
(Sun Medical Co., Kyoto, Japan)

Dieses Material besteht aus drei Komponenten: ein Monomer, ein Polymer und ein Katalysator. Die Bestandteile des Monomers sind 95% MMA (Methylmethacrylat), eine farblose, transparente Flüssigkeit, und 5% 4-META (4-Methacryloxyethyl Trimellitatanhydrid), eine für die effiziente Adhäsion wichtige Komponente. Das Polymer ist in Pulverform vorliegendes PMMA (Polymethyl-Methacrylat), ein organischer Verbund mit hohem Molekulargewicht, der mit freien Monomeren benetzbar ist und sich durch eine hohe chemische Festigkeit auszeichnet. Die dritte Komponente ist der Katalysator TBB-O (Trin-Butylboranoxid), ein wichtiger Bestandteil für die Polymerisation des Monomers. Der Katalysator wird durch Sauerstoff aktiviert und kann ebenso mit Flüssigkeiten, unter Verwendung des vorhandenen Sauerstoffes, reagieren.

Am Schmelz weist Super Bond eine Bindungsfestigkeit von 150 kg/cm^2 auf,

130 kg/cm^2 am Dentin und 100 kg/cm^2 an der Keramik. Das Material ist nicht speichellöslich und irritiert die Pulpa, wenn überhaupt, nur sehr geringfügig. Eine niedrige Viskosität sowie hydrophile und hydrophobe Gruppen mit einer hohen Bindungsaffinität an die Zahnhartsubstanzen begünstigen eine hervorragende intra- und interprismatische Penetration des Materials. Aufgrund der antibakteriellen Eigenschaften des TBB-O und des 4-META wird eine bakterielle Besiedelung der Dentintubuli vermieden. Die herausragenden adhäsiven Eigenschaften dieses Materials garantieren eine sichere Versiegelung der Kavitätenränder und somit einen guten Schutz gegen Sekundärkaries und Pulpairritationen.

Super Bond: Behandlung des Veneers

Nachdem das Veneer angepaßt und gegebenenfalls Feinkorrekturen durchgeführt wurden, werden im zahntechnischen Labor die letzten Arbeitsschritte ausgeführt. Der Behandler erhält die Restauration nun in einem Silikonblock, um die Handhabung des Veneers zu vereinfachen. Der äußere Rand wird mit einer dünnen Wachsschicht ummantelt, damit sich die Ätzung der Keramik auf die Innenseite beschränkt. Für die Vorbehandlung des Laminates haben wir die Produktkette der Firma DEN-MAT Corp. verwendet. Im einzelnen handelt es sich um folgende Materialien:

- Porcelock: Gepufferte 2,5 %ige Flußsäure
- Porcelaine Conditioner: Zitronen-

säurehaltige Lösung, fungiert als Detergentium
– Dry Bond: Führt zur Austrocknung der Oberfläche
– Cerinate Prime: Lösung aus Silan, Phosphorsäureesther und lichthärten-

dem Kunststoff. Wie alle Haftvermittler auf Silan-Basis eignet sich dieses Material besonders für die Verbindung von Keramik und Zahnhartsubstanz mit einem PMMA-Kunststoff(Abb. 52-55)

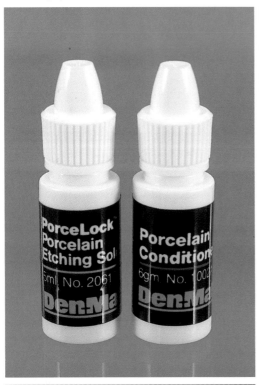
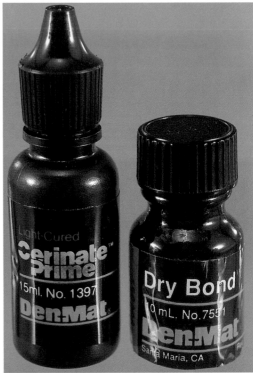

EINZEMENTIERUNG
BEARBEITUNG DER VENEERKRONE

PORCELOCK
- MIT KLEINEM PINSEL ODER SCHWAMM AUFTRAGEN
- 5 MINUTEN
- 30 SEKUNDEN LANG SPÜLEN
- LUFTTROCKNEN

PORCELAIN CONDITIONER
- MIT KLEINEM PINSEL ODER SCHWAMM AUFTRAGEN
- 30 SEKUNDENN
- SPÜLEN
- LUFTTROCKNEN

DRY BOND
- MIT KLEINEM PINSEL ODER SCHWAMM AUFTRAGEN
- VERDAMPFEN LASSEN
- SANFT LUFTTROCKNEN

CERINATE PRIME
- MIT KLEINEM PINSEL ODER SCHWAMM AUFTRAGEN
- VERDAMPFEN LASSEN
- 15 SEKUNDEN LANG PHOTOPOLYMERISIEREN

Abb. 52 bis 55 Produkte der Firma DEN-MAT Corporation für die Konditionierung der Keramikrestauration: Gepufferte Flußsäurelösung erzeugt Mikroretentionen und das entsprechende Detergentium zur Reinigung und Neutralisation. Die Applikation von Dry Bond und das Silanisieren mit Cerinate Prime beschließen die Vorbehandlung des Veneers.

Super Bond: Vorbehandlung der Zahnoberfläche

Vor dem Einsetzen wird die Zahnoberfläche mit einer Bürste oder einem Gummikelch und Polierpaste gereinigt und anschließend Kofferdam angelegt. Es sollte darauf geachtet werden, daß keine fluoridhaltigen Polierpasten sowie Produkte auf Eugenolbasis verwendet werden, da diese die Polymerisation behindern können. Der zu behandelnde Zahn wird mit einem Kunststoff- oder Metallstreifen geschützt. Die Schmelzätzung erfolgt mittels 65 %iger Orthophosphorsäure, die mit Kunststoffschwämmchen auf den Zahn aufgetragen wird, für 30-60 Sek. Anschließend wird die Oberfläche 15 Sek. mit einem Wasser-Luft-Gemisch abgesprüht, um die Säure rückstandslos zu entfernen. Eine zu kurze Ätzzeit konditioniert die Oberfläche nur ungenügend, wohingegen eine zu lange Einwirkung das erzeugte Schmelzätzmuster und somit die Mikroretentionen wieder zerstört (Abb. 57).

An der Zervikalregion wird häufig Dentin freigelegt, da gerade hier die Schmelzschicht besonders dünn ist. In diesem Fall wird ein Ätzgel verwendet, das aus 10 %iger Zitronensäure und 3 %igem Eisenchlorid besteht und für 30-60 Sek. auf das Dentin aufgebracht wird. Die Zitronensäure entfernt den Smearlayer und bewirkt eine Öffnung der peripheren Dentintubuli, wobei die Integrität der Kollagenfibrillen erhalten bleibt. Das Eisenchlorid wird auf der Dentinoberfläche ausgefällt, schützt die organische Matrix und erleichtert die spätere Anbindung des 4-META Resins. Durch die Vorbehandlung des Dentins mit Zitronensäure und Eisenchlorid wird die Ausbildung einer sogenannten Hybridschicht ermöglicht, die einen engen Verbund von Dentin und Komposit darstellt.

Zur Neutralisation der Dentinoberfläche wird eine Sodiumbicarbonatlösung aufgetragen. Schließlich wird der Zahn mit einem vorzugsweise warmen Luftstrahl getrocknet, um einen stabilen Verbund zu erzielen (Abb. 58).

Super Bond: Einsetztechnik

Im Folgenden möchten wir zwei Techniken vorstellen, eine vollkeramische Restauration adhäsiv zu befestigen:
– Die Brush-on-Technik und
– Die Spatelmischtechnik.
In beiden Fällen ist es notwendig, das Monomer kurz vor Gebrauch durch einen Katalysator zu aktivieren. Mit einer Spritze wird auf vier Tropfen Monomer ein Tropfen Katalysatorflüssigkeit gegeben und kurz vermischt.

Brush-on-Technik
Auf eine, in Kompartimente unterteilte, Anmischpalette werden sowohl das Monomer, als auch das Polymer gegeben. Die zuvor aktivierte Flüssigkeit wird nun mit einem Pinsel auf die Zahnoberfläche aufgetragen. Es entsteht eine physikalische Verbindung zwischen den Kollagenfibrillen der Dentinmatrix und dem Kunststoff. Diese Schicht ist resistent gegen Säuren und Mikroinfil-

trationen (Abb. 59). Die Innenfläche des Veneers wird ebenfalls mit dem Monomer behandelt.

Die mit Monomer beschickte Spitze des Pinsels wird jetzt vorsichtig in das Pulver eingetaucht, bis sie mit Polymer gesättigt ist (Abb. 60). Das Gemisch wird Schritt für Schritt in die Keramikverblendschale eingepinselt (Abb. 61).

Die Spatelmischtechnik

Zwei Portionen Monomer werden, wie oben beschrieben, aktiviert. Eine Hälfte wird mit dem Pulver verrührt, die andere dient als Reservoir für eine eventuelle Nachbenetzung des Gemisches. Die benötigte Menge an Pulver entspricht einem kleinen, glattgestrichenen Meßlöffel. Wird der große Meßlöffel verwendet, so muß der Monomer- und Katalysatoranteil verdoppelt werden.

Das Pulver wird nun mit einem Teil des Monomers vermischt (Abb. 62).

Das Veneer und die Zahnoberfläche werden mit der Monomerflüssigkeit benetzt und das Material auf die Innenseite des Veneers aufgetragen. Hierbei wird analog der Brush-on-Technik verfahren. Die folgenden, letzten zwei Schritte sind bei beiden Techniken gleich.

Das Veneer wird mit geringem Druck auf den Zahn gesetzt und die austretenden Überschüsse mit einem monomerbenetzten Pinsel entfernt. Nach ca. 8 Minuten ist das Befestigungsmaterial vollständig ausgehärtet und die restlichen Überschüsse können entfernt werden (Abb. 63 bis 65).

Es ist ratsam, mindestens 6-8 Stunden mit der vollständigen Politur der Ränder mittels Steinchen, Gummipolierern, Polierstreifen und Al_2O Scheiben zu warten, da das Material erst nach dieser Zeit seine Endhärte erreicht hat (Abb. 66).

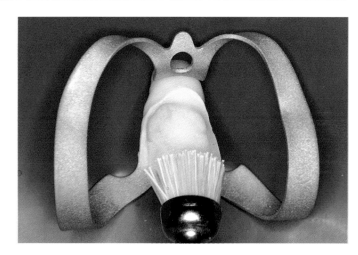

Abb. 56
Reinigung der Zahn-
oberfläche.

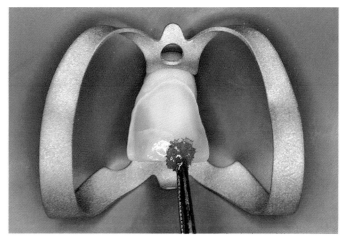

Abb. 57
Applikation der Orthophosphorsäure (65%) für 30-60 Sek.
Exponiertes Dentin wird vorsichtig gereinigt, getrocknet
und anschließend mit der grü-
nen Lösung behandelt.

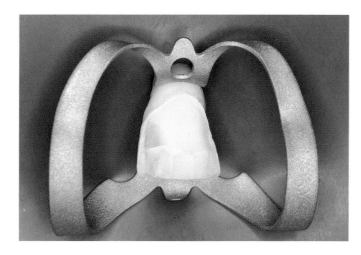

Abb. 58
Charakteristisch ist die kreidi-
ge Oberfläche nach der
Konditionierung.

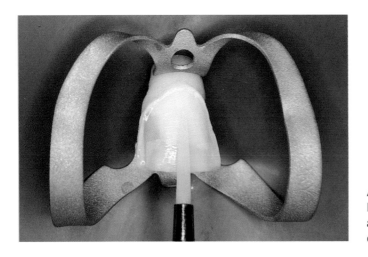

Abb. 59
Das aktivierte Monomer wird auf die präparierte Zahn-oberfläche aufgetragen.

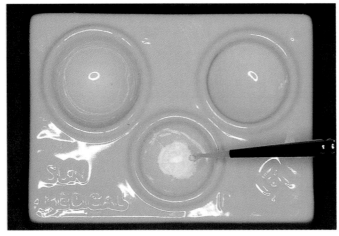

Abb. 60
Eine Portion des Monomer-Polymer-Gemisches bei der Brush-on-Technik.

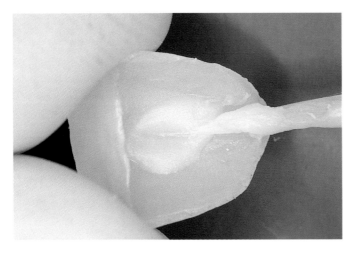

Abb. 61
Die Innenfläche des Veneers wird mit PMMA-Kunststoff auf-gefüllt.

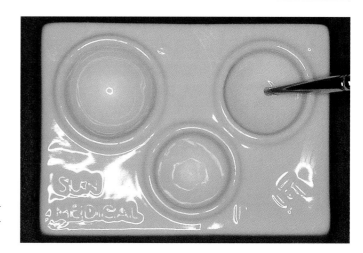

Abb.62
Fertig angemischter PMMA-
Kunststoff bei der Spatel-
mischtechnik.

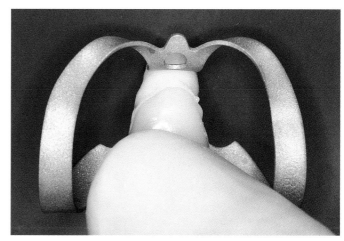

Abb. 63
Während der Polymerisation
des PMMA-Kunststoffes wird
die Restauration leicht ange-
drückt.

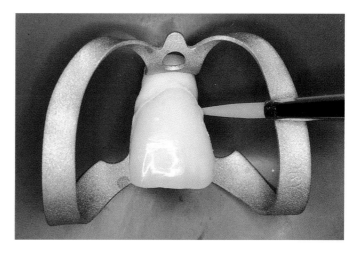

Abb. 64
Überschüssiges Material wird
mit einem monomerbenetzten
Pinsel entfernt.

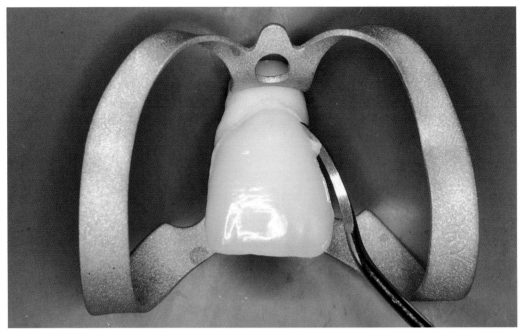

Abb. 65 Größere Überschüsse werden mit einem Handinstrument entfernt (Wieland).

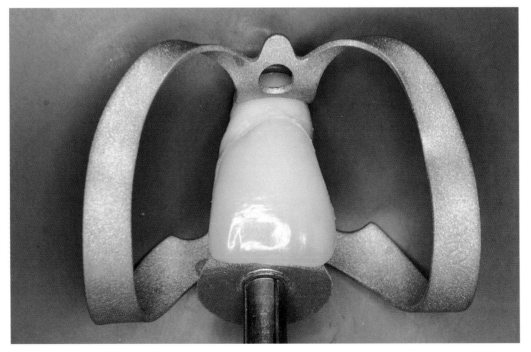

Abb. 66 Politur nach vollständiger Aushärtung des Befestigungs-Materials.

Einsetzen mit Befestigungskompositen

Variolink: Zusammensetzung

(VIVADENT, Schaan - Liechtenstein)
Das Befestigungskomposit Variolink ist in seiner Zusammensetzung den Füllungskompositen ähnlich. Es ist ein Derivat des Tetric, ein Hybridkomposit mit feinen und mikrofeinen Füllkörpern. Die Materialverpackung ist funktionell gestaltet, die Gebrauchsanweisung verständlich und für den Praktiker gut nachvollziehbar.

Das Variolink-Set beinhaltet folgende Produkte:

3 Spritzen Variolink-Basispaste in verschiedenen Farben (weiß, gelb, braun)
1 Spritze niedrigvisköse Katalysatorpaste
1 Spritze hochvisköse Katalysatorpaste
1 Email Preparator GS (Orthophosphorsäure, 37%)
1 Heliobond
1 Monobond-S
1 Syntac Primer
1 Syntac Adhäsiv
1 Liquid Strip (Glyceringel)
4 Pinselhalter
    100 Pinselansätze
1 Anmischnapf
1 Anmischblock
    Diverse Kanülen

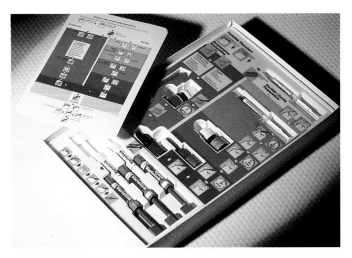

Abb. 67   Das Variolink Professional Set mit detaillierter Anleitung. Jeder Arbeitsschritt wird eingehend erläutert.

Zusammensetzung (%)	Basispaste	Katalysatorpaste (hochgefüllt)	Katalysatorpaste (niedriggefüllt)
Urethan-Dimethylacrylat	6,2	5,6	7,6
Bis-GMA	12,3	11,1	15,2
Triethyl-Glycol-Dimethylacrylat	6,2	5,6	7,6
Silanisiertes Bariumglas	40,0	42,0	33,5
Mischung aus silanisierten kugelförmigen Oxiden	10,0	10,0	10,0
Ytterbiumtrifluorid	25,0	25,0	25,0
Pigmente	0,02	0,03	0,03
Katalysatoren, Stabilisatoren	0,28	0,67	1,07

Variolink: Eigenschaften und Anforderungen

– Möglichkeit der dualen Aushärtung, d. h. das Material bindet sowohl durch Photopolymerisation als auch chemisch ab. So kann sichergestellt werden, daß auch tiefere Schichten des Komposits, die das Licht nicht erreicht, aushärten können. Zur Zeit ist dieses System unentbehrlich für die adhäsive Befestigung aller Restaurationen (Inlays, Onlays, Kronen, Brücken), deren Schichtdicke die vollständige Photopolymerisation des Komposites verhindert. Eine längere Verarbeitungszeit und die Möglichkeit, Überschüsse vor der Polymerisation zu entfernen, vereinfachen den Befestigungsvorgang erheblich.

– Optimale ästhetische Ergebnisse, da die Viskosität, Transparenz und Farbe des Materials vom Behandler selbst ausgewählt werden kann.

– Relativ lange Behandlungszeit.

– Hervorragende mechanische Eigenschaften, wie Abrasions- und Biegefestigkeit, hohe Druck- und Zugfestigkeit.

– Hervorragende physikalische Eigenschaften, wie gute Radioopazität, geringe Polymerisationsschrumpfung, niedriger Wärmeausdehnungskoeffizient.

– Biokompatibilität.

– Freisetzung von Fluoridionen. Der Zusatz von Ytterbiumtrifluorid (YbF_3) verleiht dem Komposit einerseits Röntgenopazität, andererseits kariesprotektive Eigenschaften. Die Fluoridionen werden kontinuierlich freigesetzt, ohne Randverfärbungen hervorzurufen.

Variolink: Einzelschritte der adhäsiven Befestigung

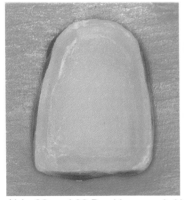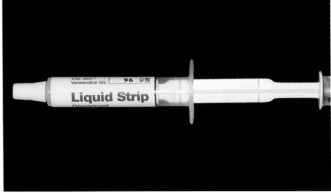

Abb. 68 und 69 Das Veneer wird im zahntechnischen Labor mit Wachs ummantelt und in einem Silikonblock geliefert. Passung, Form und Farbe wurden vorher begutachtet und eventuell korrigiert. Falls notwendig, kann bei der Anprobe ein Glyceringel (Liquid Strip) zur Farbkontrolle verwendet werden. Das Gel wird mit einem Wasser-Luft-Gemisch abgesprüht, getrocknet und die Oberfläche anschließend mit 37%iger Orthophosphorsäure (Email Preparator GS) gereinigt.

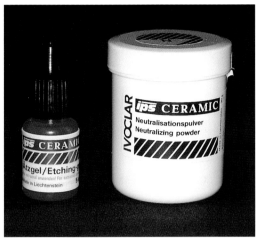

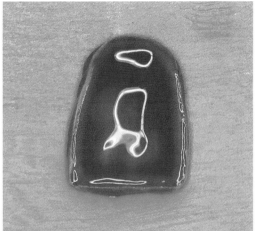

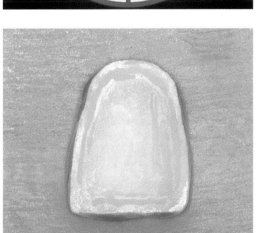

Abb. 70 bis 72
Gemäß den Herstellerangaben (IPS) wird die Innenseite des Veneers mit Flußsäure (> 4,5%) für 60 Sek. geätzt. In einem Gefäß aus Polyethylen wird die Flußsäure mit einem vorzugsweise warmen Wasserstrahl abgesprüht und das Veneer für 5 Min. in die Neutralisationslösung gegeben.

Abb. 73
Veneer nach dem Ätzen.

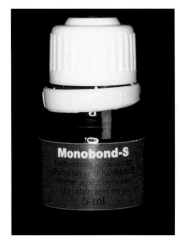 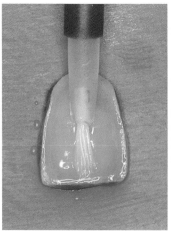 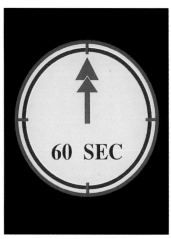

Abb. 74 bis 76

Ein Silanhaftvermittler (Monobond-S) wird aufgetragen, um einen festen Verbund zwischen Komposit und Zahn zu schaffen. Der Haftvermittler ist in einem Wasser-Ethanol-Gemisch gelöst. Ein Tropfen Monobond-S wird in das dafür vorgesehene Gefäß gegeben. Eine direkte Applikation ist nicht ratsam, da das Veneer eventuell kontaminiert wird, was zu einer Haftverminderung führen kann. Die Substanz wird mit einem farbkodierten Pinsel aufgetragen und nach 60 Sek. vorsichtig getrocknet.

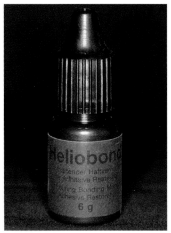 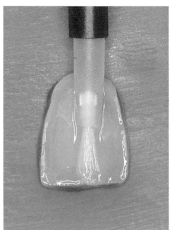 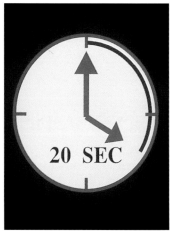

Abb. 77 bis 79 Auftragen einer dünnen Schicht Heliobond, die gleichmäßig mit einem sanften Luftstrahl verteilt und anschließend 20 Sek. mit einer Halogenlampe polymerisiert wird. Wir ziehen vor, das Bonding nicht auszuhärten und sogar vor Lichteinfall zu schützen, da so eine zu dicke Schicht vermieden werden kann. Die Farbkodierung des Pinsels ist eine gute Hilfe, die richtige Abfolge der Arbeitsschritte einzuhalten.

Abb. 80 und 81
Der erste Schritt ist eine gründliche Reinigung der zu behandelnden Zähne. Zu Anfang sollte das Arbeitsfeld mit Kofferdam isoliert werden. Polierpasten, Lösungsmittel oder Pulverstrahlgeräte, die mit Aluminiumoxydpartikeln (50μm) arbeiten, sind für die Zahnreinigung besonders geeignet. Intraorale Sandstrahlgeräte reinigen die Zahnoberfläche und rauhen sie gleichzeitig an. Bei der Anwendung darf die marginale Gingiva nicht verletzt werden und Patient wie auch Behandler sollten eine Schutzbrille tragen.

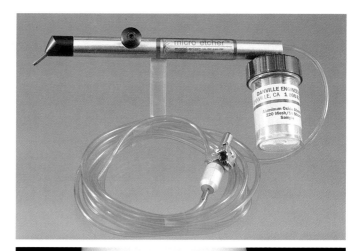

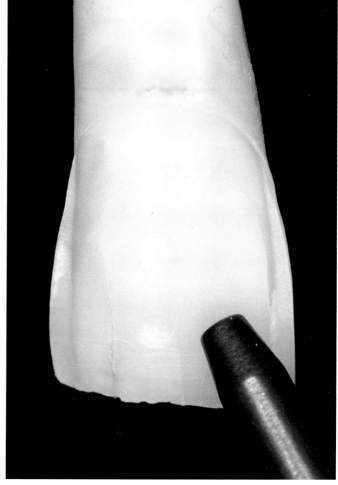

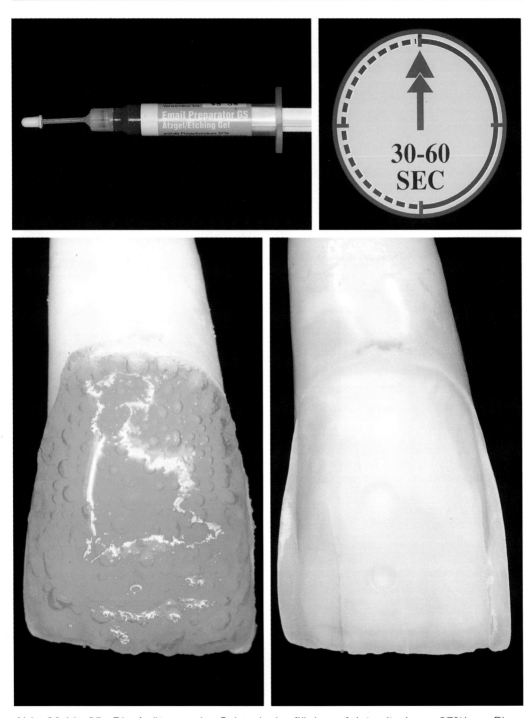

Abb. 82 bis 85   Die Anätzung der Schmelzoberfläche erfolgt mit einem 37%igen Phos-
phorsäuregel (Email-Preparator). Die angeätzte Oberfläche erscheint kreidig.

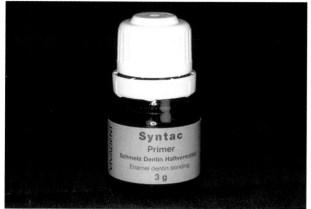

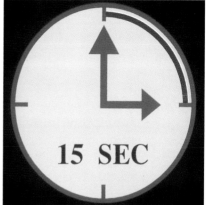

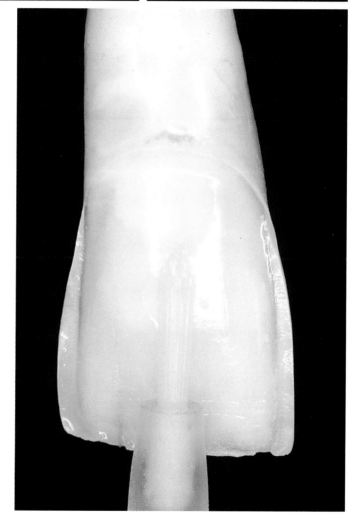

Abb. 86 bis 88
Jetzt wird der SYNTAC-PRI-
MER aufgetragen. Das Dentin-
haftvermittlungsystem ermöglicht einen stabilen Verbund
zwischen Zahnhartsubstanz
und Komposit. Nach 15 Sek.
wird der Primer mit Druckluft
getrocknet.

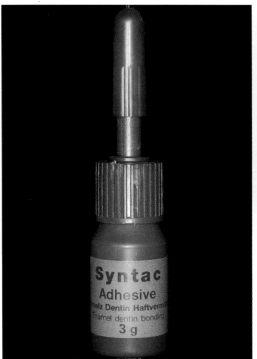
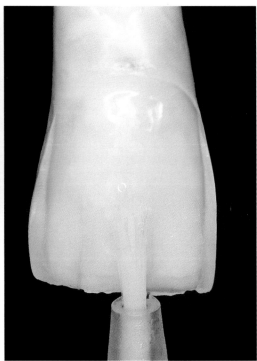
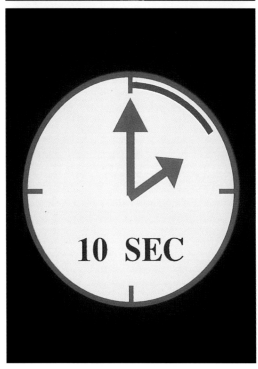

Abb. 89 bis 91
Nach einer Einwirkzeit von 10 Sek. wird das
SYNTAC-ADHÄSIV mit Druckluft getrocknet.
Die Oberfläche darf nicht abgesprüht wer-
den.

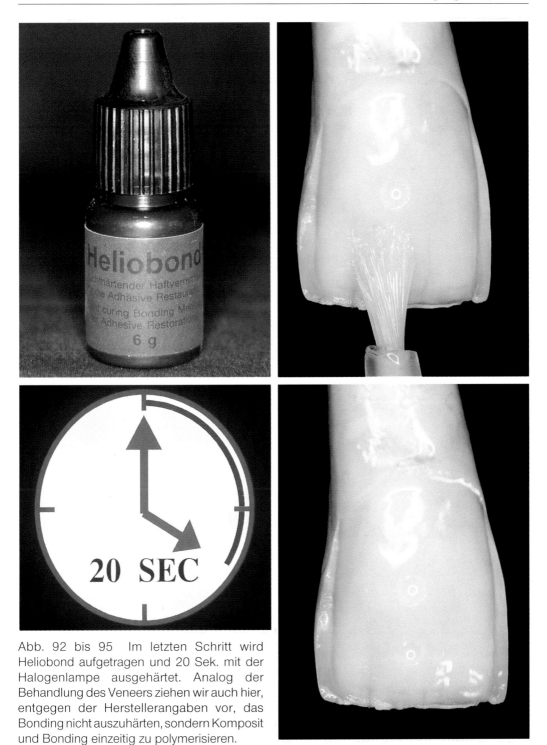

Abb. 92 bis 95   Im letzten Schritt wird Heliobond aufgetragen und 20 Sek. mit der Halogenlampe ausgehärtet. Analog der Behandlung des Veneers ziehen wir auch hier, entgegen der Herstellerangaben vor, das Bonding nicht auszuhärten, sondern Komposit und Bonding einzeitig zu polymerisieren.

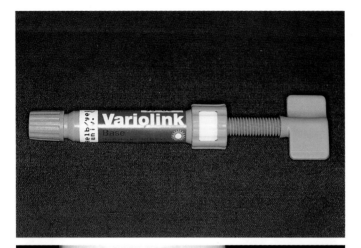

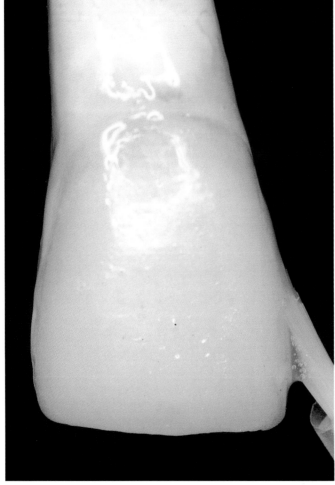

Abb. 96 bis 98
Nach der Konditionierung von Veneer und Zahn beginnt das eigentliche Befestigen. Variolink ist ein Befestigungskomposit, welches chemisch und lichtaktiviert aushärten kann. Wir empfehlen dennoch eine ausschließliche Photopolymerisation und den Katalysator der Basispaste nicht beizumischen. Das Komposit wird mit einem Pinsel oder Spatel auf die Zahnoberfläche aufgetragen und, falls erforderlich, auch auf die Innenseite des Veneers. Die Restauration wird mit geringem Druck positioniert und die austretenden Überschüsse mit einem Pinsel entfernt. Dann wird der Druck etwas erhöht und eine erste Polymerisation für 40 Sek. durchgeführt. Die Halogenlampe sollte auf eine gut zugängliche Region gerichtet sein. Das Veneer ist jetzt fixiert. Dann werden die approximalen und interdentalen Überschüsse entfernt und Lichtkeile in den Approximalraum eingebracht. Es folgt eine Polymerisation der restlichen Bereiche.

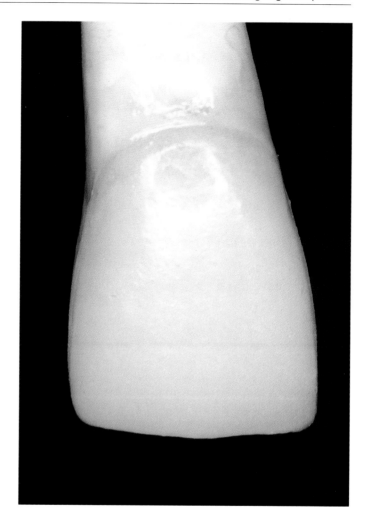

Abbildung 98

Kapitel 2

Technisches Vorgehen

Technisches Vorgehen

Im November 1985 belegten wir einen praktischen Kurs an der New Yorker Universität und kehrten motiviert zurück, das erworbene Wissen schnell in die Praxis umzusetzen. Aber erst im Februar des folgenden Jahres waren die ersten Restaurationen tatsächlich eingegliedert.

Im Laufe der Zeit entwickelten wir mehr und mehr Routine auf dem Gebiet der Veneertechnologie. Stets bemüht, dem aktuellen Stand der Wissenschaft gerecht zu werden, versuchten wir immer die Ergebnisse internationaler Tagungen und neuester Untersuchungen in unsere Praxis einfließen zu lassen.

Die schnelle Entwicklung der zahnärztlichen und zahntechnischen Materialien verbesserte unsere Resultate deutlich.

In diesem Kapitel möchten wir zwei Möglichkeiten vorstellen, eine Keramikverblendschale herzustellen:

– Die Verwendung hitzebeständiger Einbettmasse.
– Die Verwendung des IPS Empress-Systems.

Langjährige Forschung auf dem Gebiet dentaler Keramiken führte schließlich zur Entwicklung feuerfester Einbettmassen, deren Einsatz heute ein Routineverfahren zur Herstellung vollkeramischer Restaurationen darstellt. Das Empress-System, ein Verfahren, bei dem die Keramik gepreßt wird, bietet dahingegen eine völlig neue Alternative.

Hitzebeständige Einbettmasse
(Gesinterte Aufbrennkeramik)

Arbeitsschritte im zahntechnischen Labor

Die wichtigste Schritte sind:

1. Modellherstellung
2. Applikation eines Platzhalters
3. Doublierung des Modells in Einbettmasse
4. Modellation und Brennen der Keramik
5. Entfernung der Einbettmasse
6. Kontrolle auf dem Meistermodell

1. Modellherstellung
In der Vergangenheit bedienten wir uns verschiedener Techniken, ein Meistermodell herzustellen. Mit Hilfe des

81

Accutrac-Systems erstellten wir ein direktes Einbettmassenmodell und gossen, für das Meistermodell, den Abdruck danach mit Gips aus.

Bei dieser Technik kam es häufig zu Frakturen der Einbettmassenmodelle, die sich schwer aus dem Abdruck entformen lassen. Ein weiteres Problem war die Kontrolle der Expansion. Aufgrund der Größe dieser Modelle kam es beim Vakuumbrand zu einer überdurchschnittlichen Gasentwicklung. Daher versuchten wir, die einzelnen Laborschritte zu optimieren und die Fehlerquellen so gering wie möglich zu halten. Die Verwendung einer stabilen Basis bei der Modellherstellung (z. B. Zeiser) ermöglicht eine bessere Expansionskontrolle der Materialien. Zudem ist diese Methodik mit schnellen und zuverlässigen Doublierungssystemen kombinierbar.

Mit der Zeit wurden unsere Ansprüche jedoch immer höher. Es war weder möglich, ein korrektes Streßprofil zu erzielen, noch eine optimale, ästhetische Form in der Zervikalregion zu gestalten, da die gingivalen Strukturen auf dem Modell völlig fehlten. Eine künstliche Zahnfleischmaske ist sicherlich hilfreich, bereitet unserer Meinung nach jedoch einige Probleme in der Handhabung.

Die Kontrolle der fertigen Restauration auf dem Meistermodell, zur Sicherstellung höchster Präzision, ist eine unumstritten wichtige Maßnahme. Darüber hinaus fertigen wir stets ein Kontrollmodell an, um das Veneer auch dem Verlauf der Gingiva optimal anzupassen. Bei diesem Kontrollmodell handelt es sich um einen Zweitausguß des Abdrucks mit dem gleichen Gips, der für die Stumpfherstellung verwendet wurde (Abb. 99 bis 104).

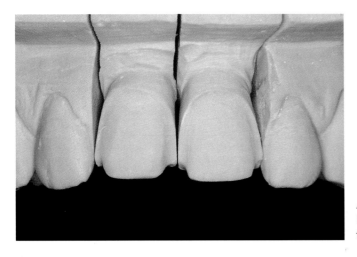

Abb. 99
Mit dem Zeiser-System erstelltes Meistermodell.

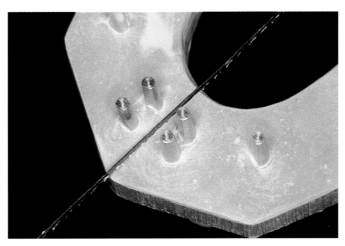

Abb. 100
Es sollte stets von apikal nach koronal gesägt werden, da die engen approximalen Kontaktflächen einen Zugang von koronal nicht ermöglichen, ohne diese Flächen zu zerstören.

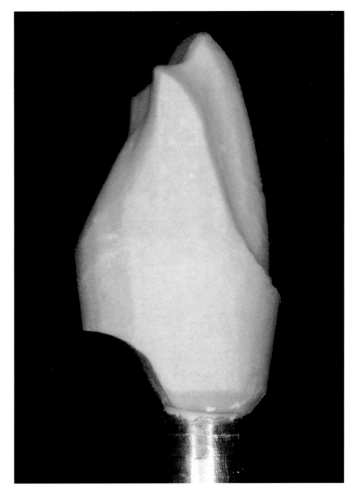

Abb. 101
Seitenansicht des Arbeitsstumpfes mit Führungspin und apikaler Einkerbung für die exakte Positionierung auf dem Modell.

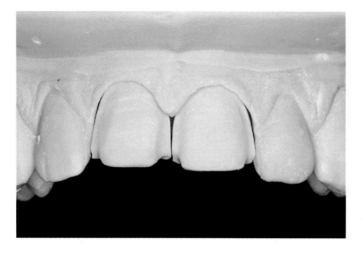

Abb. 102
Kontrollmodell mit eingesetzten Stümpfen und den gingivalen Strukturen.

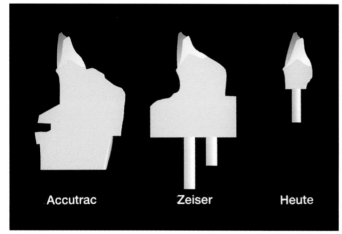

Accutrac   Zeiser   Heute

Abb. 103
Unterschiedliche Modellherstellungssysteme ermöglichen eine Reduktion des Stumpfvolumens. Je kleiner der Einbettmassenstumpf, desto geringer ist die Gasentwicklung während der Brennvorgänge.

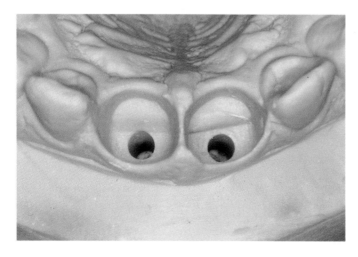

Abb. 104
Okklusalansicht des Zweitmodells. Die Stümpfe wurden entfernt.

2. Applikation eines Platzhalters

Auf dem Stumpf werden nun wie unter dem Stereomikroskop Präparationsgrenzen angezeichnet. Ein Gipshärter sollte aufgetragen werden, um den Stumpf zu schützen und prominente Kanten zu stabilisieren. Dabei ist die Auswirkung auf das Volumen vernachlässigbar, wichtige Oberflächendetails aber können auf diese Art nicht unbeabsichtigt absplittern. Unter Berücksichtigung der Schichtdicke des später verwendeten Befestigungsmaterials wird der Platzhalter nun in mehreren Schichten appliziert (Abb. 105 und 106).

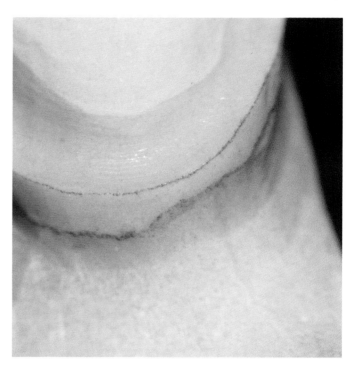

Abb. 105
Auf dem Modell sind sowohl die Wurzeloberfläche als auch die Präparationsgrenze deutlich erkennbar, was eine exakte Rekonstruktion, vor allem unter funktionellen Gesichtspunkten, ermöglicht. Markierung der zervikalen Begrenzung und Applikation eines Gipshärters sind sinnvolle Maßnahmen zum Schutz des Stumpfes.

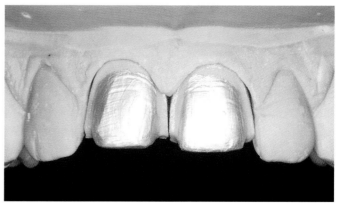

Abb. 106
Schichtweise Applikation des Stumpflacks.

3. Doublierung des Modells mit Einbettmasse

Es werden zwei Plexiglasplatten präpariert. Die Schichtdicke der unteren Platte beträgt 1 cm, die der oberen 2 cm. Beide Platten werden durch insgesamt zwei Schrauben miteinander fixiert. Je nach Anzahl der zu doublierenden Stümpfe werden entsprechend viele Löcher in die untere Platte gebohrt. In jede Vertiefung sollte eine Retention für das Abformmaterial angebracht werden.

Auch in der oberen Plexiglasplatte werden Bohrlöcher angebracht, die mit den unteren korrespondieren und etwas größer als der Modellstumpf dimensioniert sein sollten. Die Löcher der unteren Platte werden nun mit niedrigviskösem Abdruckmaterial aufgefüllt und die Stümpfe bis zu ihrer apikalen Positionskerbe darin eingebettet.

Nachdem das Abdruckmaterial vollständig ausgehärtet ist, werden beide Platten fest miteinander verschraubt und die Doubliermasse durch die oberen Öffnungen eingefüllt. Die Platten werden erst nach dem Abbinden voneinder gelöst und der Gipsstumpf entfernt. In die Bohrungen der Basisplatte werden jetzt spitz zulaufende Führungspins plaziert und Kerben angebracht, um der überschüssigen Einbettmasse Abfluß zu gewähren. Die Einbettmasse wird unter Vakuum angerührt und in die Formen gefüllt. Schließlich werden die Platten wieder fest miteinander verschraubt und das Material kann unter Druck aushärten.

Nach der Entformung kann der Einbettmassenstumpf direkt im Gipsmodell positioniert werden (Abb. 107 bis 120).

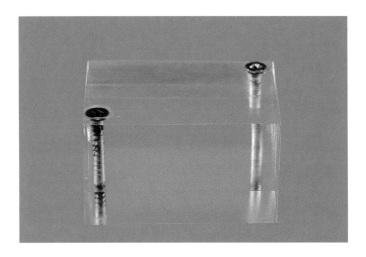

Abb. 107 Plexiglasplatten mit zwei Schrauben fixiert.

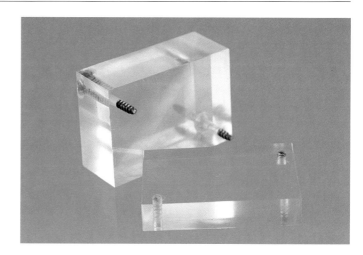

Abb. 108
Die Platten voneinander gelöst.

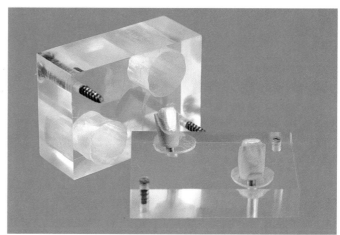

Abb. 109
In beide Platten wurden Löcher
für den Doubliervorgang gebohrt.

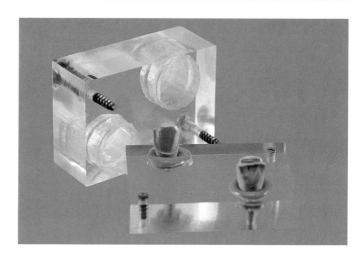

Abb. 110
Die Stümpfe werden mit
Abdruckmaterial fixiert.

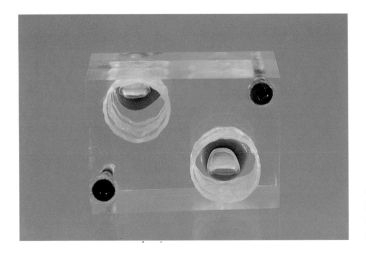

Abb. 111
Fertig montierte Basisplatten;
die Doubliermasse kann jetzt
eingefüllt werden.

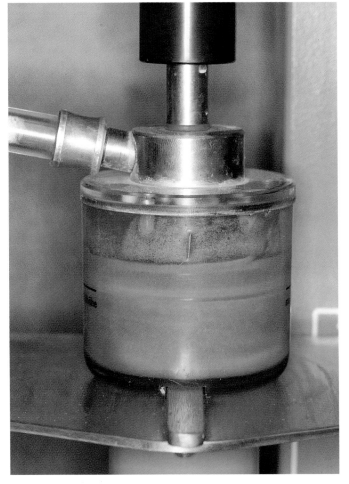

Abb. 112
Die Doubliermasse wird unter
Vakuum angerührt.

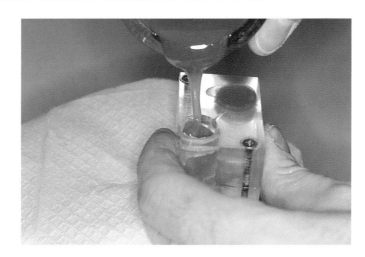

Abb. 113
Die Doubliermasse wird eingefüllt.

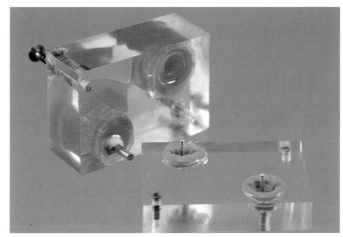

Abb. 114
Spitz zulaufende Führungspins werden in die Löcher der
unteren Platte plaziert, nachdem die Platten voneinander
getrennt wurden.

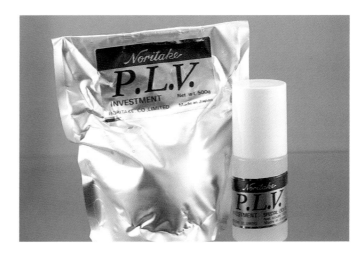

Abb. 115
Die von uns verwendete Einbettmasse.

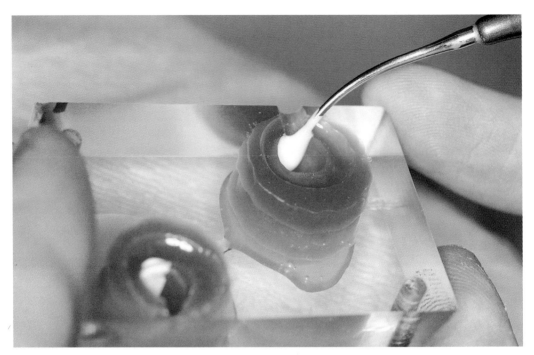

Abb. 116 Die hitzebeständige Einbettmasse wird eingefüllt. Durch das Anbringen von Kerben kann überschüssiges Material entweichen.

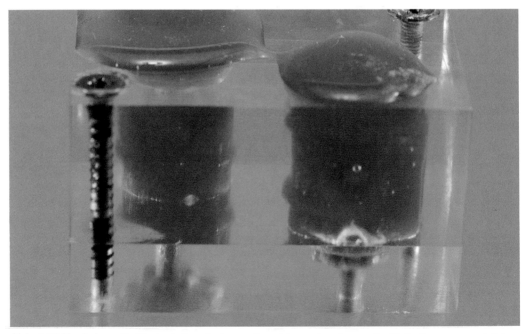

Abb. 117 Nachdem die Basisplatten fest verschraubt wurden, kann die Einbettmasse aushärten.

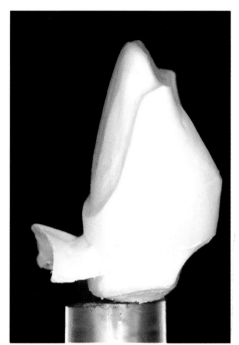

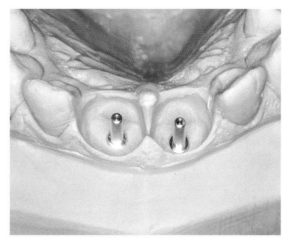

Abb. 119
Das Gipsmodell mit Führungspins, in das die
Stümpfe nun plaziert werden können.

Abb. 118 Der fertige Einbettmassenstumpf, bevor die Überschüsse von der
apikalen Basis entfernt wurden.

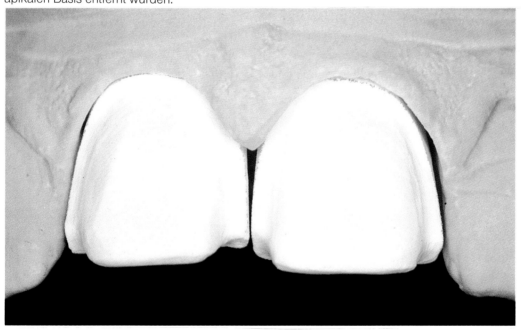

Abb. 120 Gipsmodell mit eingesetzen Einbettmassenstümpfen.

4. Modellation und Brennen der Keramik

Vor dem eigentlichen Brennvorgang muß das Modell einem Vakuumbrand unterzogen werden, damit entstandenes Gas entweichen kann. Es ist ratsam, einen belüfteten Vorwärmofen zu verwenden und den Vakuumbrand in einem Keramikbrennofen, gemäß der Herstellerangaben der verwendeten Einbettmasse, vorzunehmen. Nachdem der Stumpf ausgekühlt ist, wird die Präparationsgrenze mit einem hitzebeständigen Bleistift markiert und der Stumpf für 5 min in destilliertes Wasser gelegt, um die Hydrophilie des Materials zu reduzieren. Als nächster Schritt wird eine dünne Schicht Keramik für den Waschbrand aufgetragen. Wir verwenden eine Keramik für den zervikalen Randschluß und tragen sie in einer dünnen Schicht auf den Stumpf auf. Diese Schicht bildet eine stabile Unterlage für alle weiteren Keramikschichten, da die Brenntemperatur hier erheblich höher

gewählt wird als zu jedem späteren Zeitpunkt. Ferner kann die Opazität des Randes ohne Mühe nachträglich verändert werden, falls extreme Zahnverfärbungen dieses erfordern. Alle nachfolgenden Schichten werden konventionell aufgetragen, die geringe Schichtdicke des Veneers erfordert jedoch besondere Aufmerksamkeit des Technikers; die Handhabung ist, wenn auch vom technischen Ablauf her gleich, doch unterschiedlich.

Die Präparationsgrenzen sollten stets kontrolliert werden, um Überkonturierungen zu vermeiden. Für den Fall einer Überextension kann diese erst nach Entfernen der Einbettmasse beseitigt werden.

Die Verblendschalen werden mit rotierenden Instrumenten finiert. Der Techniker kann zu diesem Zeitpunkt die Form und Oberflächentextur der Restauration individuell gestalten.

Zuletzt wird das fertige Veneer einem Glanzbrand unterzogen (Abb. 121 bis 131).

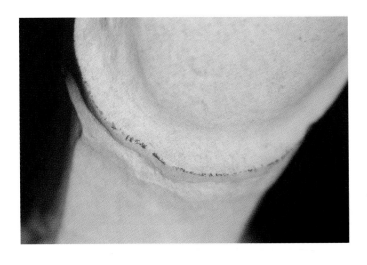

Abb. 121 und 122
Die zervikalen und inzisalen Präparationsgrenzen werden angezeichnet.

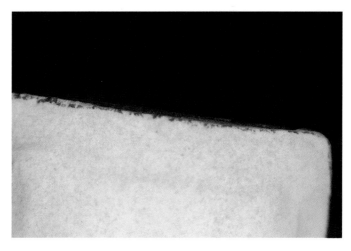

Abbildung 122

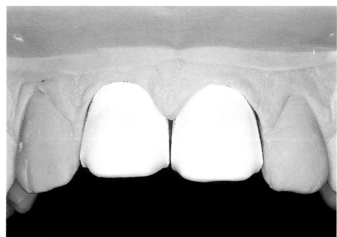

Abb. 123 und 124
Waschbrand bei Verwendung
einer Keramikmasse für die
Randgestaltung.

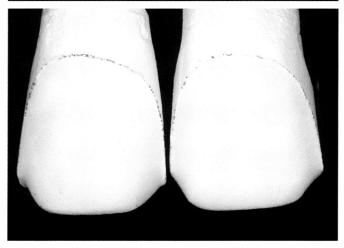

Abbildung 124

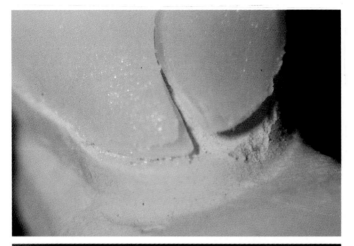

Abb. 125 und 126
Verarbeitungsfehler und Miß-
achtung der Wärmeausdeh-
nungskoeffizienten können zu
irriversibler Schädigung der
Keramik führen.

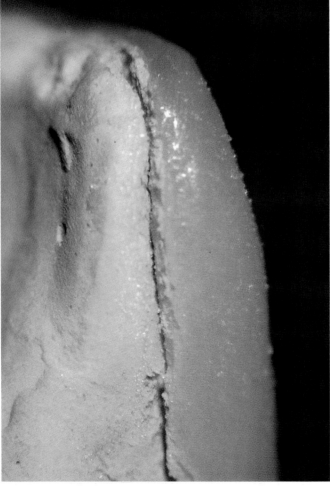

Abbildung 126

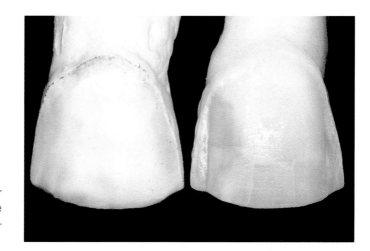

Abb. 127
Zu einem frühen Zeitpunkt der Schichtung ist eine individuelle Gestaltung des Veneers möglich.

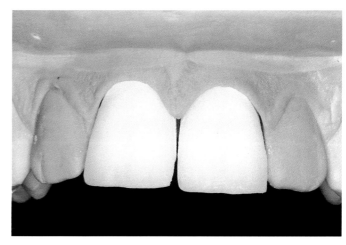

Abb. 128
Die fertige Restauration nach dem ersten Brand. Es folgen die weiteren Arbeitsschritte.

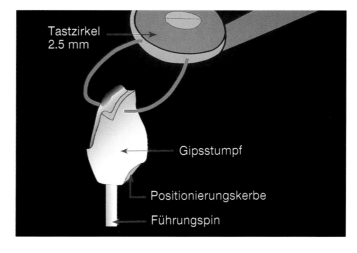

Abb. 129 und 130
Die Verwendung eines Tastzirkels ermöglicht eine ständige Kontrolle der Keramikschichtstärke in bukko-lingualer Ausdehnung.

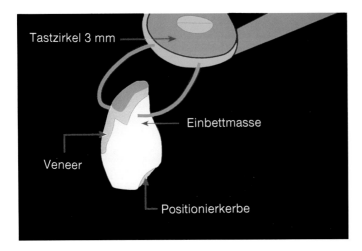

Abbildung 130

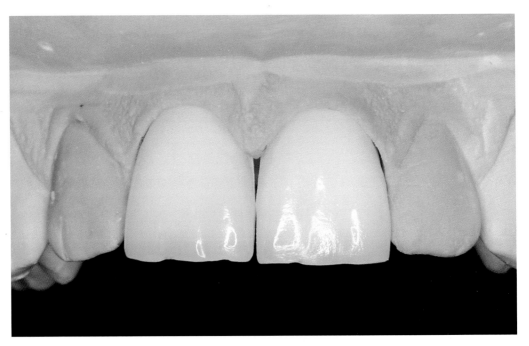

Abb. 131 Abschließender Glanzbrand auf dem Einbettmassenstumpf.

5. Entfernung der Einbettmasse
Die Einbettmasse wird durch Sandstrahlen mit Glasperlen entfernt. Dieser Vorgang muß sehr vorsichtig geschehen, besonders die Kanten sollten nur mit geringem Druck behandelt werden.

6) Kontrolle auf dem Meistermodell
Auf dem Zweitmodell kann der Sitz des Veneers grob überprüft werden und ein erster Eindruck der zervikalen Dimensionierung in Relation zur marginalen Gingiva gewonnen werden. Dann wird die Restauration auf dem Meistermodell anprobiert und mit Hilfe von Kontaktpasten und Pudern angepaßt. Vor allem dort, wo mehrere Veneers angefertigt wurden, sollten die Kontaktbereiche sorgfältig begutachtet werden. Die Kontrolle von Okklusion und Artikulation erfolgt im Artikulator.
Sollte zu diesem Zeitpunkt festgestellt werden, daß ein Nachtragen von Keramik aus ästhetischen oder funktionellen Gründen notwendig wird, kann eine Keramikmasse mit einem niedrigen Schmelzpunkt verwendet werden (Abb. 132 bis 136).

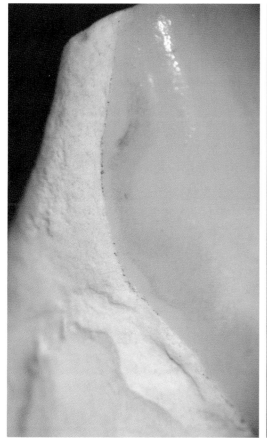 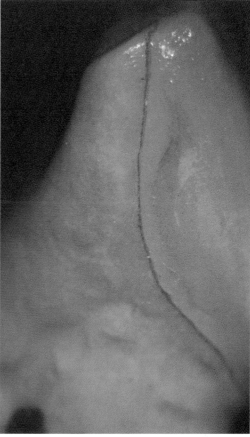

Abb. 132 und 133 Die Qualität des Einbettmassenmodells wird auf dem Meistermodell überprüft.

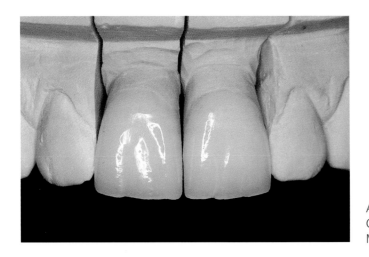

Abb. 134
Gesamtkontrolle auf dem
Meistermodell.

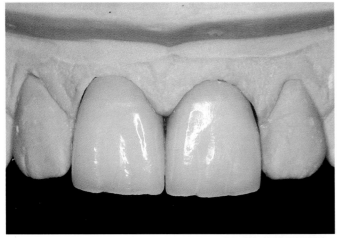

Abb. 135 und 136
Frontal- und Seitenansicht auf
dem Zweitmodell zur letzten
Kontrolle der Restauration hin-
sichtlich ihrer zervikalen
Kontur.

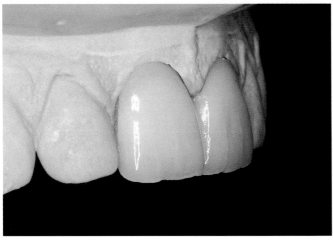

Abbildung 136

Technisches Vorgehen unter Verwendung des IPS EMPRESS KERAMIK - SYSTEMS

Vor ungefähr vier Jahren wurde dieses neue System in die Praxis eingeführt. Das Verfahren befriedigt nicht nur die ständig ansteigenden ästhetischen Ansprüche, sondern – wie klinische und Laborstudien bereits bewiesen haben – das System kann auch den hohen materialtechnischen Anforderungen gerecht werden.

Es handelt sich hierbei um mit Leucitkristallen verstärkte Glaskeramik. Leucit verbessert die Opazität und mechanische Widerstandsfähigkeit aller Keramiken. In Scherversuchen wurden eine hohe Bruch- und Biegefestigkeit nachgewiesen (182 ± 26 MPa). Für die Praxis bedeutet das eine sehr stabile Randqualität.

Die technische Vorgehensweise zur Erstellung gepreßter, vollkeramischer Restaurationen ist simpel. Sie eignet sich gut zur Herstellung von Kronen, Inlays und Onlays mit naturgetreuer Wiedergabe der anatomischen Vehältnisse, hervorragender Randqualität und einer hoch verdichteten Oberfläche.

Aus zwei Gründen ist dieses System sehr vielseitig. Bei der Schichttechnik können Rohkeramiken verschiedener Farben der Vita- und Chromascopskalen verwendet werden. Dadurch läßt sich eine brilliante Farbgebung sowie ein hohes Maß an Individualität erreichen. Zum anderen besteht die Möglichkeit, zwischen zwei Rohkeramiken unterschiedlicher Opazität auszuwählen und mittels Kompositmaterialien die Farbe des präparierten Zahnes zu imitieren. Das Endergebnis ist von ästhetisch höchster Qualität.

Arbeitsschritte im zahntechnischen Labor

Wie im vorherigen Kapitel werden hier nur die Hauptschritte aufgeführt:
1. Modellherstellung
2. Applikation eines Platzhalters
3. Wachsmodellation
4. Pressen der Keramik: vom Einbetten bis zum Entformen des Zylinders
5. Kontrolle auf dem Meistermodell
6. Bemalung

1. Modellherstellung
Das Meistermodell und die herausnehmbaren Stümpfe werden, wie im vorherigen Kapitel beschrieben, hergestellt. Auch für dieses Verfahren ist die Anfertigung eines zweiten Modelles ratsam, da nur auf diese Weise eine ständige Kontrolle der Restauration in Bezug zu den Weichgewebsstrukturen möglich ist. (Abb. 137 und 138).

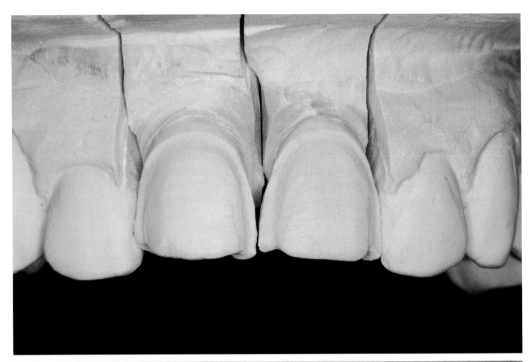

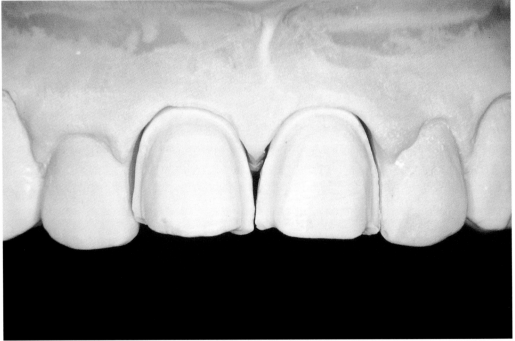

Abb. 137 und 138 Das Meistermodell mit herausnehmbaren Stümpfen (oben) und das Kontrollmodell (unten). Die Herstellung wurde im vorigen Kapitel eingehend beschrieben.

2. Applikation eines Platzhalters
Der Platzhalter wird auf die Stümpfe aufgetragen, nachdem die Präparationsgrenzen markiert und die Oberfläche mit einem Gipshärter behandelt wurde. Je nach klinischer Indikation werden Ober- und Unterkiefermodell in einem Artikulator fixiert (Abb. 139 und 140).

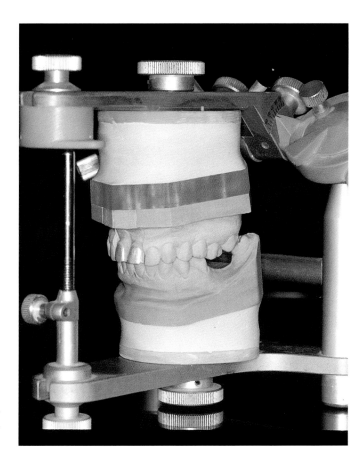

Abb. 139
Der Mittelwertartikulator ermöglicht eine ständige Funktionskontrolle.

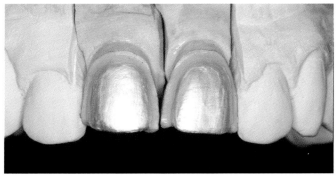

Abb. 140
Markierung der Präparationsgrenzen und Applikation des Gipshärters und Platzhalters.

3. Wachsmodellation

Vor der Präparation empfiehlt sich eine Fotodokumentation und die Herstellung eines Situationsmodells. Beides erleichtert dem Zahntechniker die Rekonstruktion anatomischer und farblicher Details. Die gewonnenen Informationen können bei der folgenden Wachsmodellation in die Praxis umgesetzt werden. Die zu Anfang aufgetragenen Wachsschichten dienen lediglich der Dimensionsstabilität des Objekts und sollen einen groben Überblick verschaffen. Overjet und Overbite werden aus der Modellsituation übernommen und mit der Modellation verglichen, nachdem alle notwendigen, funktionellen Tests im Artikulator durchgeführt wurden. Die Wachsmodellation sollte schon zu diesem Zeitpunkt auf das Kontrollmodell

übertragen werden, damit die zervikale Gestaltung des Veneers mit dem vorgegebenen Verlauf der marginalen Gingiva harmonisiert werden kann. Noch kann nicht entschieden werden, ob die Schicht- oder Maltechnik Anwendung findet, da dies von der Schichtdicke des Veneers abhängt.

Nach Beendigung der Modellation wird das Wachsobjekt abgehoben und die Schichtdicke mit einem Tastzirkel vermessen. Schichtstärken unter 0,5 mm sind nur für die Maltechnik geeignet, wohingegen massivere Objekte in der Schichttechnik angefertigt werden können.

Im letzten Schritt wird der gesamte Randbereich der Restauration mit Wachs versiegelt und genau adaptiert (Abb. 141 bis 148).

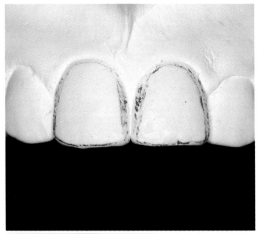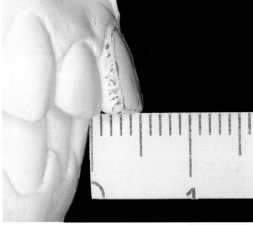

Abb. 141 und 142 Ein Situationsmodell der Ausgangssituation ermöglicht die genaue Analyse anatomischer und funktioneller Gegebenheiten.

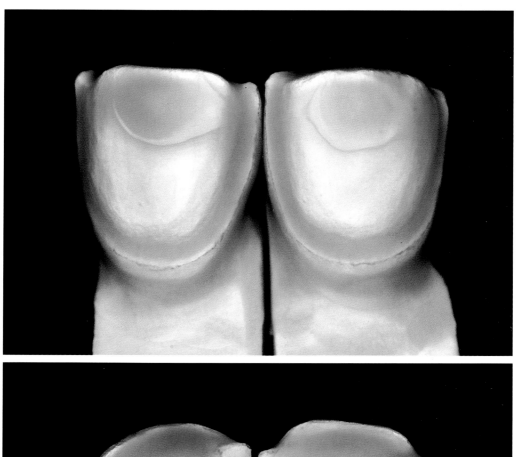

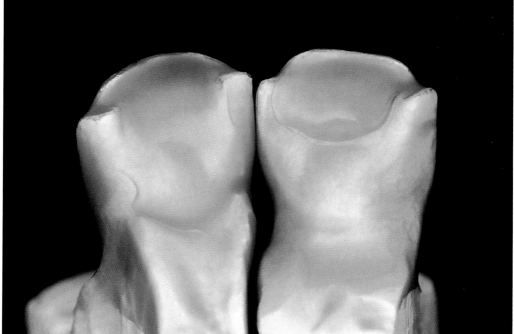

Abb. 143 bis 145 Das Tauchwachsverfahren eignet sich gut für die erste Ummantelung der Stümpfe. Alle folgenden Schichten werden konventionell aufgetragen.

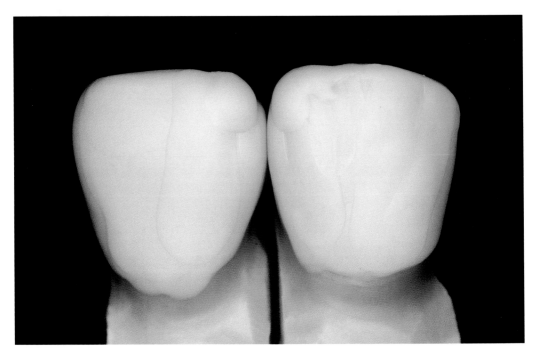

Abbildung 145

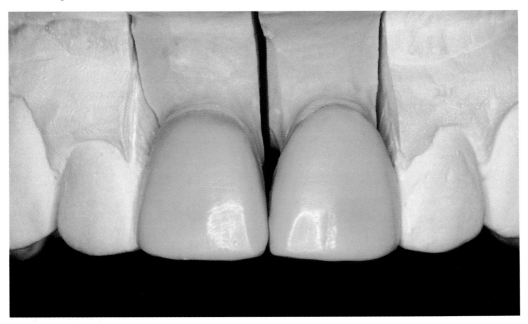

Abb. 146 und 147 Die Daten der Modellanalyse werden jetzt in den Artikulator übertragen. Die Verwendung eines farblich abgehobenen Tauchwachses vereinfacht die Kontrolle der Schichtdicke.

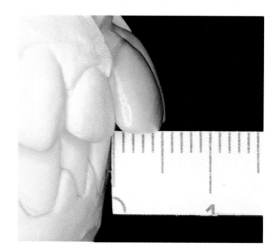

Abbildung 147

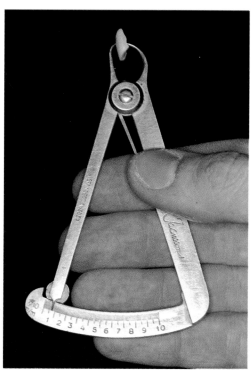

Abb. 148 Vor dem Einschmelzen sollte die Schichtstärke nochmals überprüft und, wenn nötig, verstärkt werden.

4. Pressen der Keramik: vom Einbetten bis zum Entformen des Zylinders

Alle Vorteile dieses speziellen Systems werden bei den nun folgenden Arbeitsschritten deutlich. Die Verwendung von ausbrennbarem Wachs und speziell abgestimmter Einbettmasse garantieren eine genaue Reproduktion des Modells sowie einen effizienten Herstellungsprozeß der Restauration.

Die Gußstifte haben einen Durchmesser von 3 mm. Sie sind 6-8 mm lang und dürfen beim Anstiften keinesfalls in ihrer Form verändert, auch nicht abgezwickt werden. Analog der Goldgußtechnik wird die Einbettmasse in die neu entwickelten Muffeln eingebracht. Nach einer angemessenen Abbindezeit kann die zylindrische Muffel mit den colorierten Keramikblöcken und einem Aluminiumoxidkolben vorgewärmt werden.

Nach Erreichen der Vorwärmtemperatur werden Muffel, Keramik und Kolben in einen auf 700° C vorgeheizten Ofen umgesetzt. Die Verweildauer im Hauptwärmofen beträgt ca. 35 Minuten. Bevor die Einbettmasse entfernt wird, sollte die Muffel bis auf die Umgebungstemperatur abkühlen.

Zur Entformung des Objekts wird der Zylinder in zwei Teile zersägt. Ein unbenutzter Kolben dient als Anhaltspunkt dafür, die Schnitthöhe festzulegen. Schließlich wird das Veneer vorsichtig durch Sandstrahlen mit 50μm Glasperlen herausgelöst. Die Gußstifte werden mit einer Diamantscheibe abgetrennt. Eine große Hitzeentwicklung muß dabei unbedingt vermieden werden, da dies zu Frakturen führen kann. Die verbliebenen Überschüsse werden mit einem Korundsteinchen entfernt (Abb. 149 bis 164).

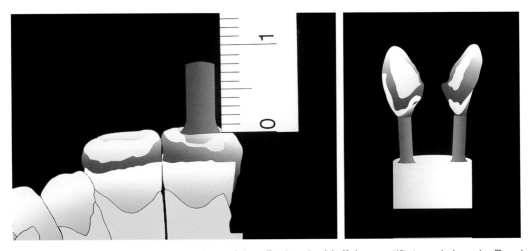

Abb. 149 und 150 Die Veneers werden auf dem Boden der Muffel angestiftet, nachdem der Rand der Restauration noch einmal adaptiert wurde. Die Gußstifte (Durchmesser 3 mm, 6-8 mm lang) dürfen nicht beschädigt werden.

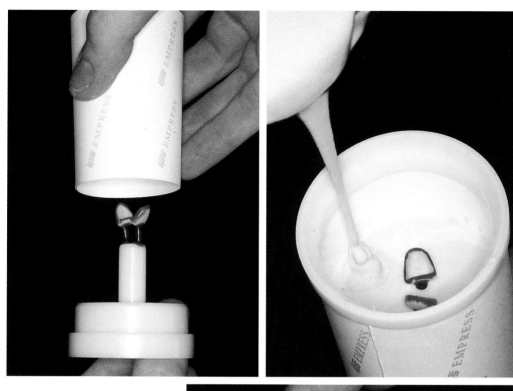

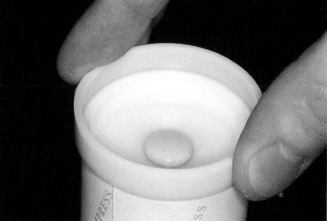

Abb. 151 bis 153
Montage des Muffelzylinders.
Die Einbettmasse wird von
oben über den Einfüllstutzen
eingebracht. Die so entstande-
ne Ebene ist senkrecht zum
Sockelformer ausgerichtet.

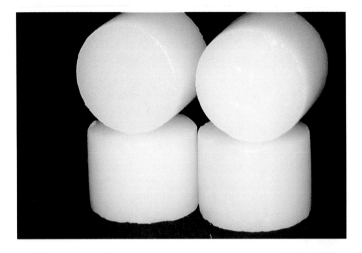

Abb. 154
Für die Maltechnik vorgesehene Rohkeramikblöcke mit
unterschiedlicher Transparenz.

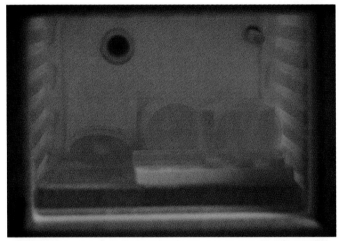

Abb. 155 bis 159
Darstellung der einzelnen
Schritte, vom Vorheizen des
Zylinders, des Kolbens und der
Keramik bis zur Formgebung.

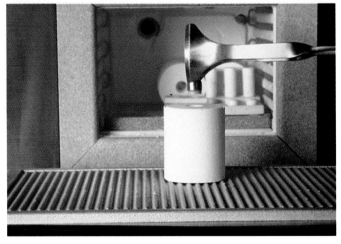

Abbildung 156

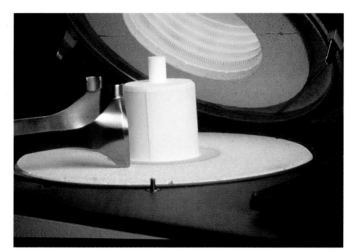

Abbildung 157

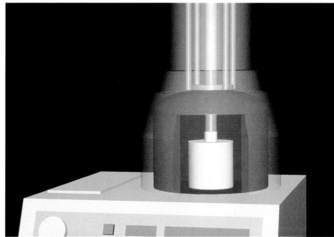

Abbildung 158

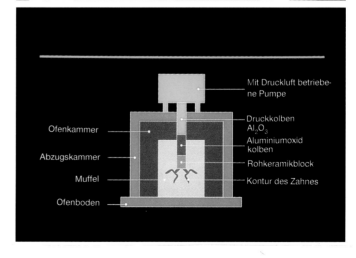

Abbildung 159

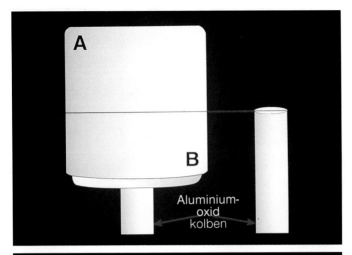

Abb. 160 bis 163
Ein neuer Kolben wird als Referenzpunkt bei der Entformung verwendet. Auf diese Weise kann der Zylinder gefahrlos in zwei Hälften zersägt werden. Die im oberen Teil A befindlichen Rohlinge werden dann mit Hilfe eines Sandstrahlgerätes freigelegt. Das Kernstück C muß vorsichtig behandelt werden, da sich darin die Veneers befinden.

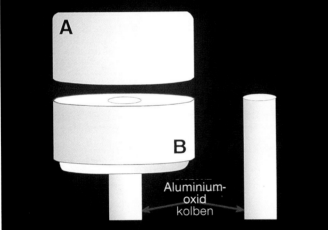

Abbildung 161

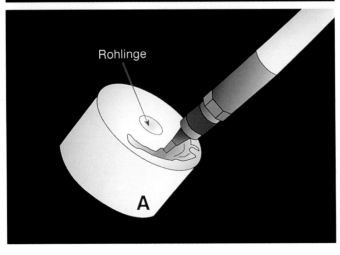

Abbildung 162

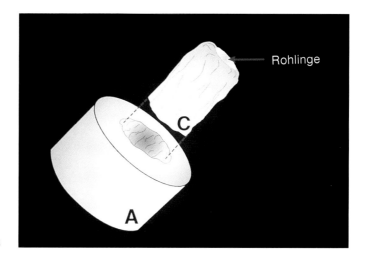

Abbildung 163

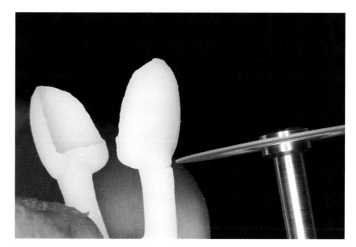

Abb. 164
Die Gußstifte werden mit einer diamantierten Scheibe abgetrennt.

5. Kontrolle auf dem Meistermodell

Das Veneer wird mit Kontaktpaste oder Spray auf dem Meistermodell angepaßt. Störende Kontakte können auf diese Weise identifiziert und beseitigt werden. Im Artikulator werden Okklusion und Artikulation überprüft und gegebenen- falls korrigiert. Auf dem Kontrollmodell kann die marginale Kontur des Veneers überprüft werden. Auch zu diesem Zeitpunkt können noch geringfügige Veränderungen mit einer speziellen Korrekturmasse durchgeführt werden (Abb. 165 bis 170).

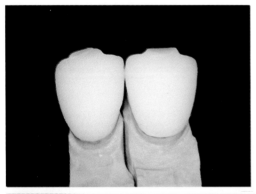

Abb. 165 bis 167
Anpassung des Veneers auf dem Mei- stermodell.

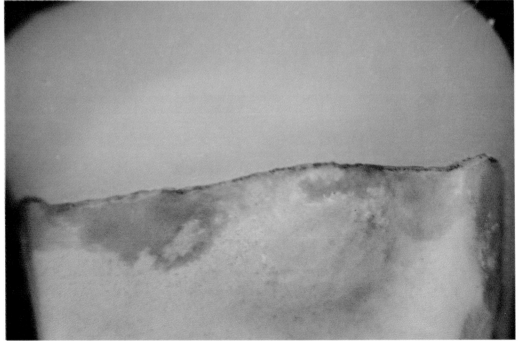

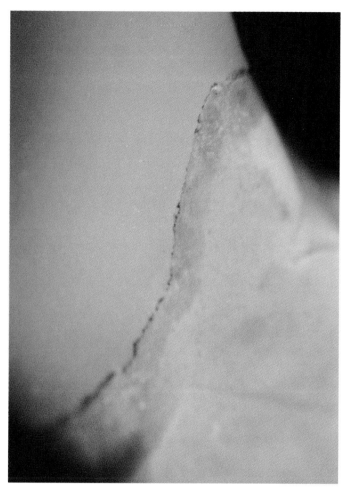

Abbildung 167

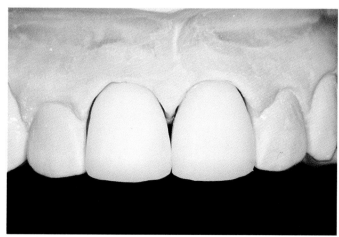

Abb. 168 bis 170
Auf dem Kontrollmodell wird die Restauration in Relation zu den marginalen Gewebsstrukturen überprüft. Veränderungen können jederzeit mit einer speziellen Korrekturmasse durchgeführt werden. Bevor das Veneer koloriert wird, sollten alle Artikulationsbewegungen sorgfältig überprüft werden.

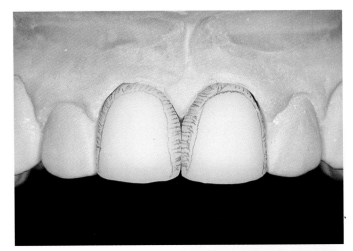

Abbildung 169

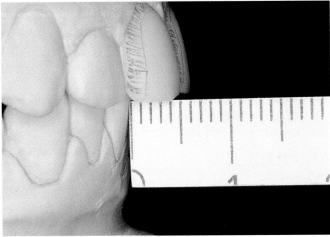

Abbildung 170

6. Bemalung

Vor diesem Arbeitsschritt sollte der Behandler die Restauration im Mund des Patienten auf Passung, Funktion und Form überprüfen.

Die Kolorierung des Veneers wird durch die Verwendung einer Farbskala zur Bestimmung der richtigen Nuance vereinfacht. Mit einem lichthärtenden Kompositmaterial kann der präparierte Zahn im Labor nachgeahmt werden, was dem Techniker eine zusätzliche Hilfe bei der Auswahl der richtigen Farbe bietet. Aufgrund der häufig sehr dünnen Schichtstärke eines Veneers spielt die Farbe des Stumpfes eine enorm wichtige Rolle, die das Resultat empfindlich beeinflussen kann.

Vor dem Bemalen muß die Außenfläche des Veneers mit Aluminiumoxidpartikeln abgestrahlt und anschließend mit einem Dampfstrahlgerät gereinigt werden.

Das Veneer wird auf den Kompositstumpf aufgesetzt und in mehreren Schichten (in der Regel sind 3-5 ausreichend) koloriert und gebrannt. Mehrere Schichten ermöglichen eine bessere Verteilung der Farbe.

Zuletzt erfolgt der Glanzbrand, dessen Schichtstärke von ca. 50 µm die darunter befindlichen Farbschichten effektiv schützt (Abb. 171 bis 174).

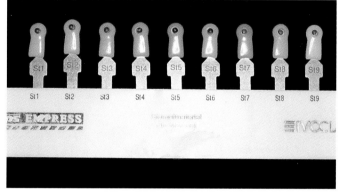

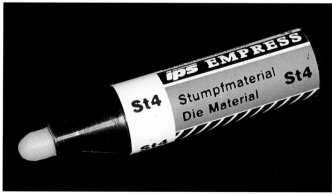

Abb. 171 bis 173
Nachdem die Farbe des Zahnstumpfes mit Hilfe einer Farbskala am Patienten ausgewählt wurde, wird im Labor ein Stumpf aus einem lichthärtenden Kompositmaterial erstellt. Dieser erleichtert erheblich die Handhabung und die Farbanpassung des Veneers.

Abbildung 172

115

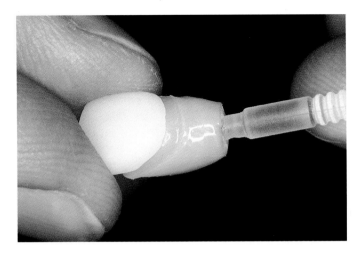

Abbildung 173

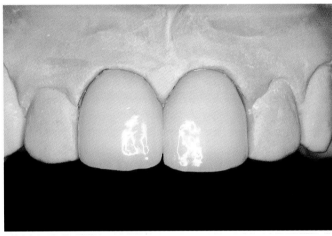

Abb. 174
Auf dem Kontrollmodell wird der Gesamteindruck der Restauration überprüft.

Kapitel 3

Klinische Fälle

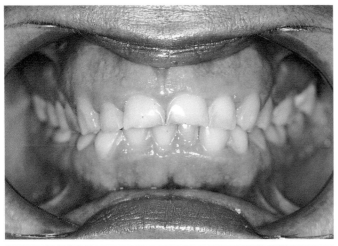

Abb. 175 bis 177
Dieser Patient stellte sich 1988 mit unschönen Abrasionen der Frontzähne vor. Die Front-Eckzahnführung war aufgehoben.

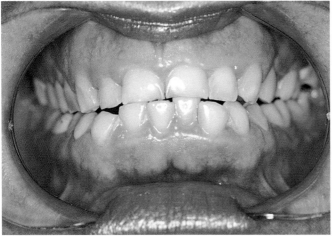

Abbildung 176

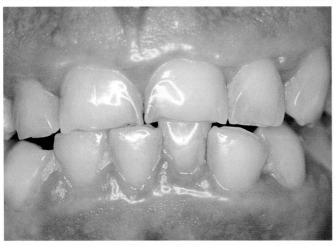

Abbildung 177

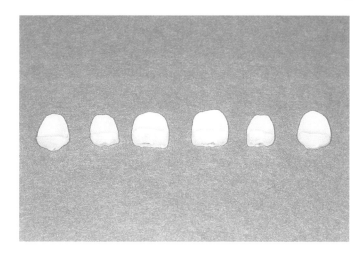

Abb. 178
Die angefertigten Veneers.

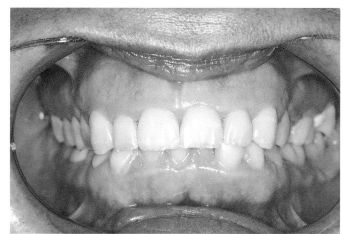

Abb. 179 Eingesetzte Verblendschalen, die unter Verwendung feuerfester Einbettmasse hergestellt wurden.

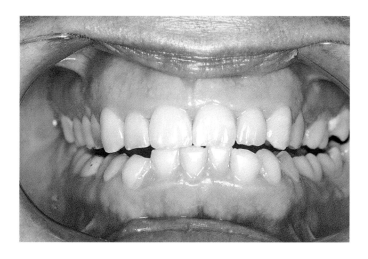

Abb. 180
Protrusion.

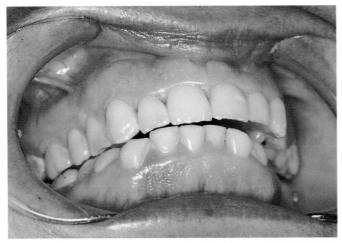

Abb 181 und 182
Seitwärtsbewegung, rechts-
links.

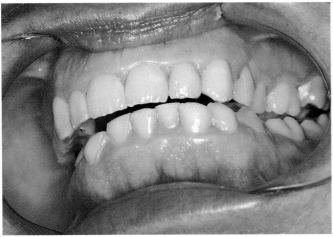

Abbildung 182

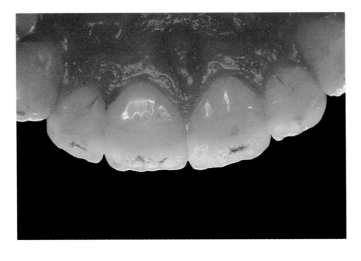

Abb. 183
Die Palatinalansicht verdeutlicht die überlappende Inzisalkantenpräparation. Aus funktionellen und ästhetischen
Gründen war diese Maßnahme
hier unumgänglich.

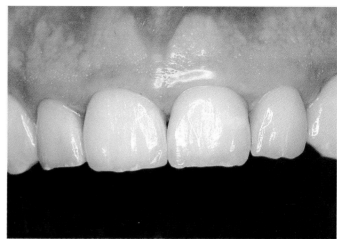

Abb. 184 und 185
5 Jahre nach Eingliederung
zeigen die Veneers eine klinisch unveränderte Situation.

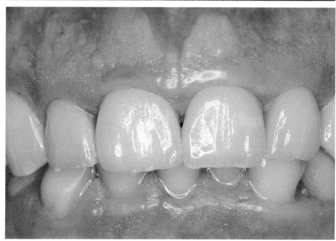

Abbildung 185

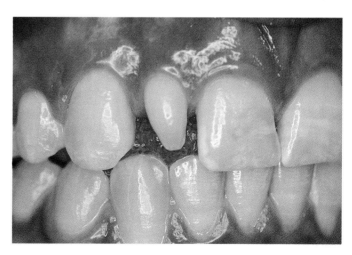

Abb. 186
Patient mit Zapfenzahn 1 2.

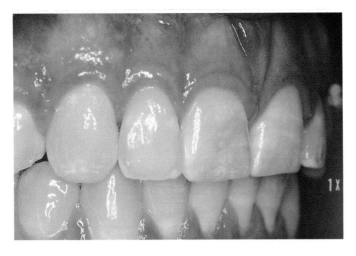

Abb. 187
Das mit der Einbettmassen-
technik hergestellte Veneer imi-
tiert die charakteristischen
Oberflächenstrukturen der
Nachbarzähne detailgetreu.

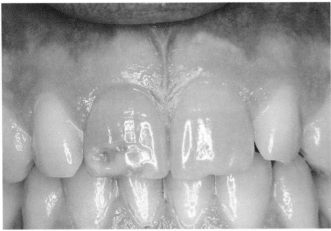

Abb. 188
Zahn 1 1 nach Wurzelkanalbe-
handlung mit zusätzlichen
Schmelzaplasien.
Pulpennekrose des Zahnes 2 1.

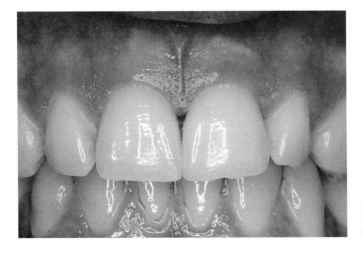

Abb. 189
Eingesetzte Veneers, aus gesinterter Keramik hergestellt.

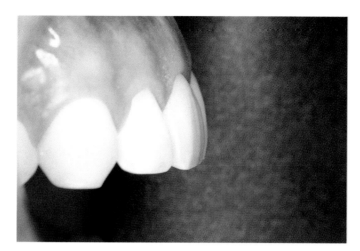

Abb. 190
Die Seitenansicht verdeutlicht die korrekte Anpassung der Restaurationen an die marginale Gingiva.

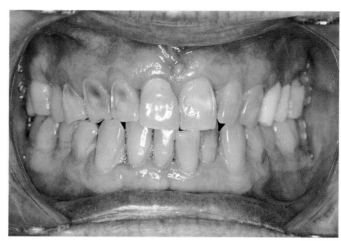

Abb. 191
Großflächige mechanische Abrasionen und Kunststoffmantelkronen an den Zähnen 1 1, 2 4 und 2 5.

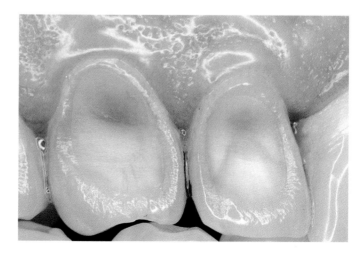

Abb. 192
Die Vergrößerung zeigt das Ausmaß der Zerstörung.

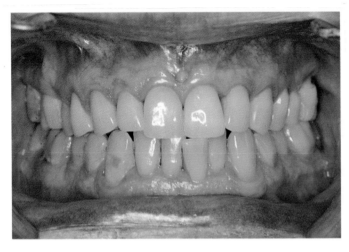

Abb. 193
Zustand nach Eingliederung
von 6 Veneers und 3 Keramik-
verblendkronen.

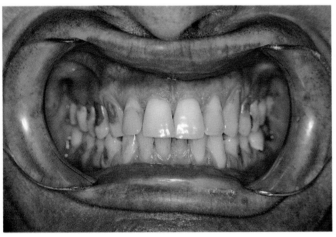

Abb. 194
Generalisierte mechanische
Abrasionen und ästhetisch
unbefriedigende Kompositrestaurationen.

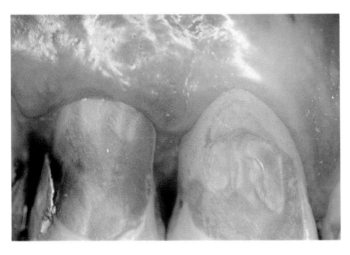

Abb. 195 und 196
Die generalisierte Entzündung
des marginalen Parodontes
erfordert eine parodontale
Vorbehandlung.

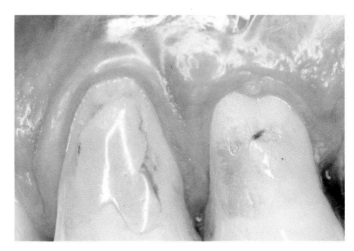

Abbildung 196

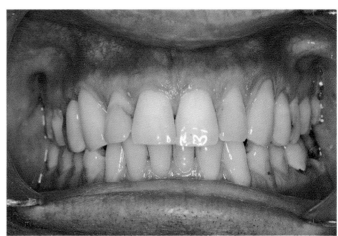

Abb. 197
Gesinterte Keramikveneers an
1 3, 1 4, 2 3 und 2 4.

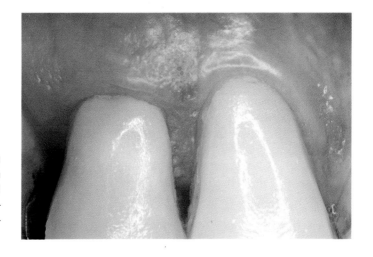

Abb. 198 und 199
6 Monate nach Eingliederung
befindet sich das Pardont in
einem guten Zustand, obwohl
wir postoperativ auf ein spezi-
elles Hygieneprogramm ver-
zichteten.

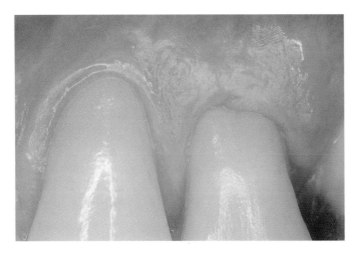

Abbildung 199

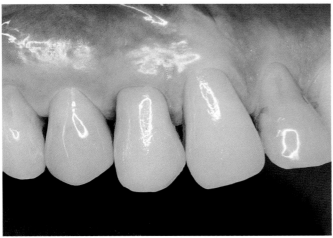

Abb. 200 und 201
3 Jahre später kehrte der Patient zur Versorgung der zweiten Prämolaren mit metall-keramischen Kronen zu uns zurück. Die Veneers befinden sich noch immer in einem klinisch einwandfreien Zustand.

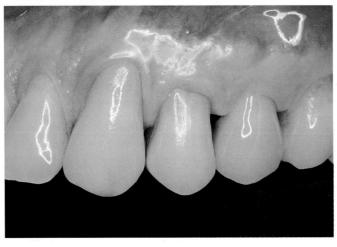

Abbildung 201

Abb. 202 bis 205
Nichtanlage des rechten, seitlichen Schneidezahnes und Mesialwanderung des Eckzahnes bei einer jungen Patientin. Hinter dem Eckzahn entstand eine große Lücke. Die vorhandenen Kompositrestaurationen sind ästhetisch nicht zufriedenstellend und bedürfen einer periodischen Erneuerung. Die Vergrößerung zeigt das unübersehbare Diastema und die Auswirkung der Rehabilitation mit Komposit auf die marginale Gingiva.

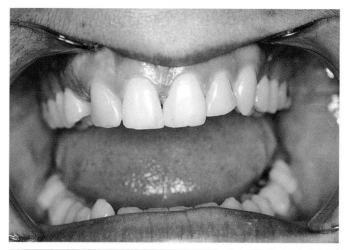

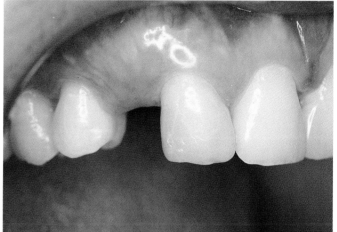

Abbildung 203

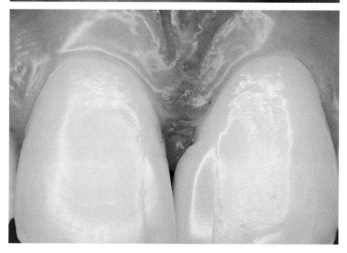

Abbildung 204

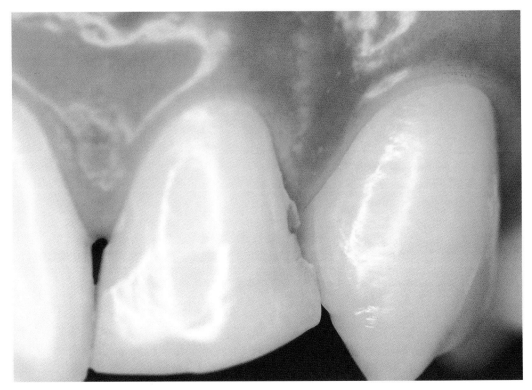

Abbildung 205

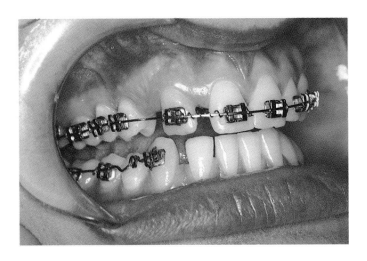

Abb. 206 und 207
Die kieferorthopädische Distalisierung des Eckzahnes schaffte Platz für den fehlenden Schneidezahn. Dieser Therapieansatz stellt eine langfristige, biologisch kompatible und zugleich minimalinvasive Lösung dar.

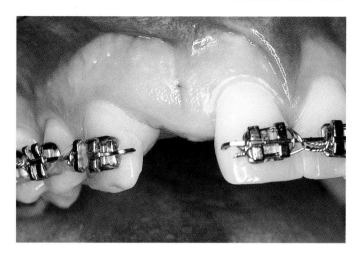

Abbildung 207

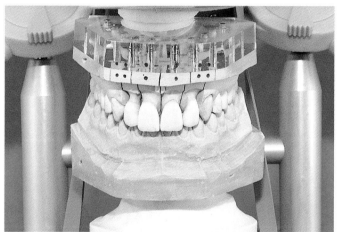

Abb. 208
Ein diagnostisches Wax-up ermöglicht die Beurteilung des gewonnen Platzes.

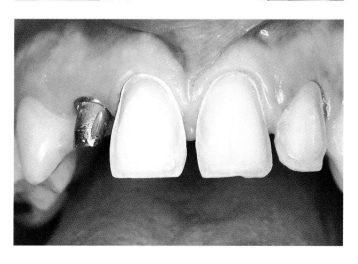

Abb. 209
Das Implantat ersetzt den fehlenden Schneidezahn und kann mit einer keramisch verblendeten Krone versorgt werden. Gleichzeitig werden drei Veneers aus gesinterter Keramik eingegliedert.

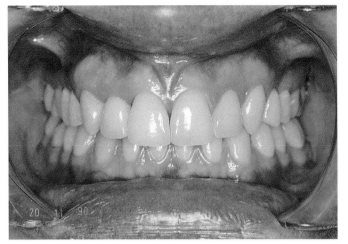

Abb. 210 bis 212
Dieser Fall macht den Stellenwert einer multidisziplinären Zusammenarbeit deutlich. Kieferorthopädische, chirurgische und prothetische Behandlungsschritte waren notwendig, um dieses ästhetische und gleichermaßen funktionelle Endergebnis zu erzielen.

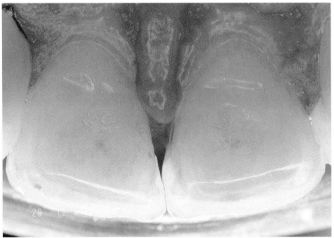

Abbildung 211

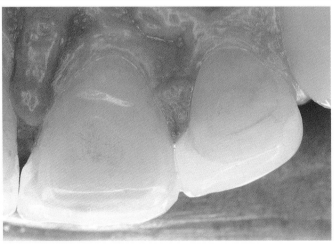

Abbildung 212

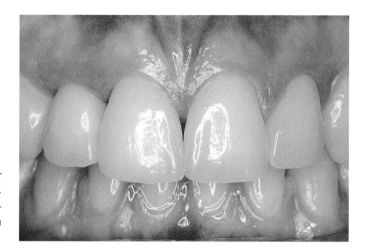

Abb. 213
3 Jahre nach Abschluß der Behandlung und mehr als 4 Jahre nach der ersten Beratung zeigt sich ein klinisch unverändertes, stabiles Bild.

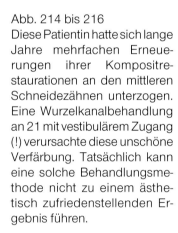

Abb. 214 bis 216
Diese Patientin hatte sich lange Jahre mehrfachen Erneuerungen ihrer Kompositrestaurationen an den mittleren Schneidezähnen unterzogen. Eine Wurzelkanalbehandlung an 21 mit vestibulärem Zugang (!) verursachte diese unschöne Verfärbung. Tatsächlich kann eine solche Behandlungsmethode nicht zu einem ästhetisch zufriedenstellenden Ergebnis führen.

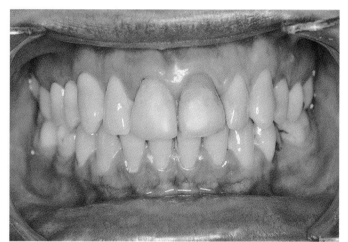

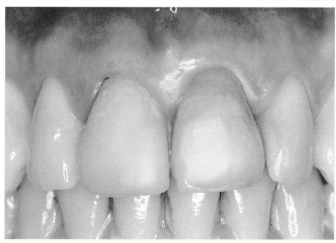

Abbildung 215

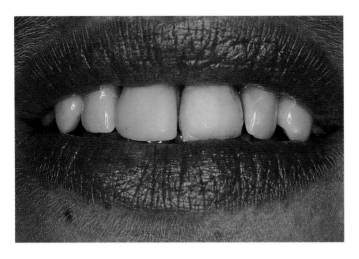

Abbildung 216

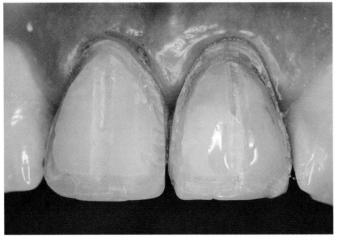

Abb 217 und 218
Die ersten Schritte bei der
Präparation.

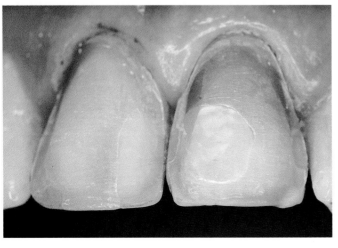

Abbildung 218

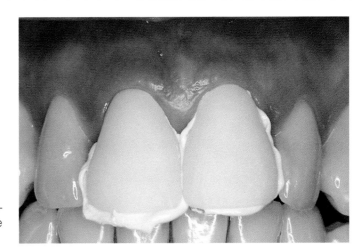

Abb. 219
Noch nicht finierte IPS-Empress Veneers bei der Anprobe mit Kontaktpaste.

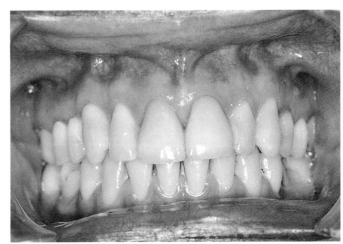

Abb. 220 bis 222
Abgeschlossener Fall.

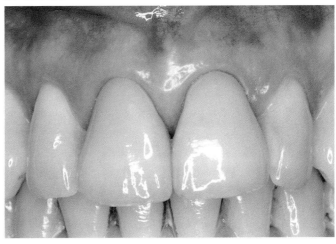

Abbildung 221

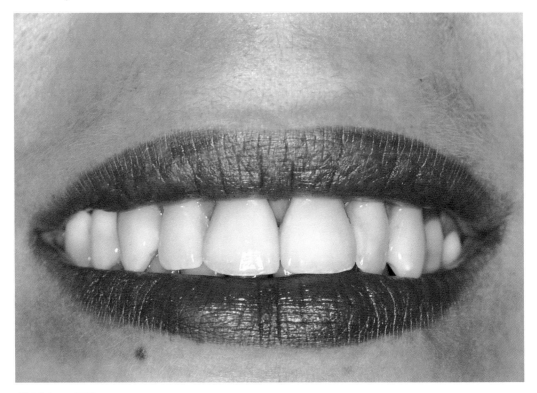

Abbildung 222

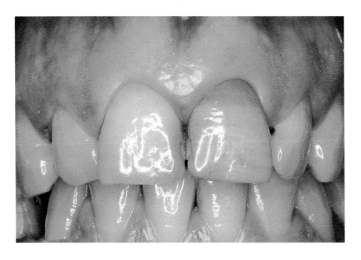

Abb. 223 und 224
Beide mittleren Inzisivi berei-
ten sowohl ästhetische als
auch funktionelle Probleme:
alte Kompositfüllungen, Verfärbung des 2 1 und Veränderung
der inzisalen Führung.

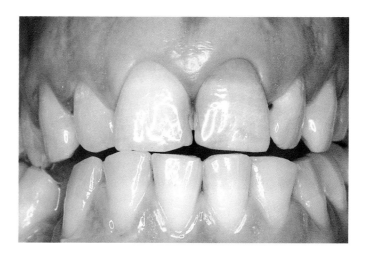

Abbildung 224

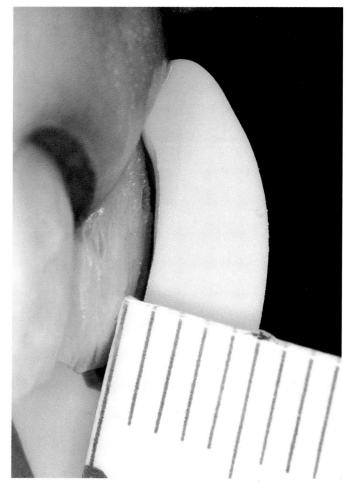

Abb. 225
Ein vor der Präparation erstellter Vorwall aus Silikon erlaubt eine kontinuierliche Kontrolle über die Präparationstiefe.

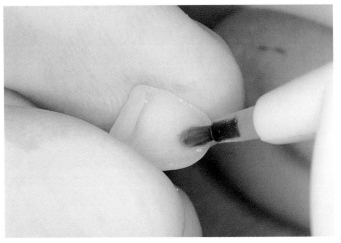

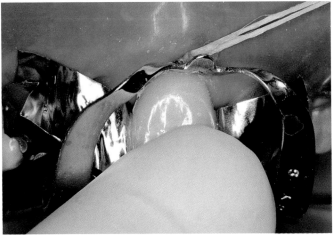

Abb.226 und 227
Das Befestigungsmaterial wird auf die Innenseite des Veneers aufgetragen. Bis zur vollständigen Aushärtung muß die Verblendschale an ihrem Platz gehalten werden.

Abbildung 227

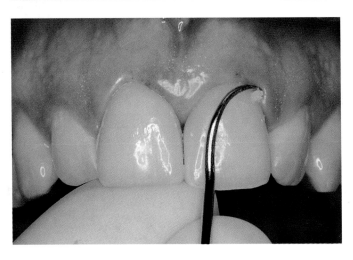

Abb. 228 bis 231
Die Einzelschritte der Politur.

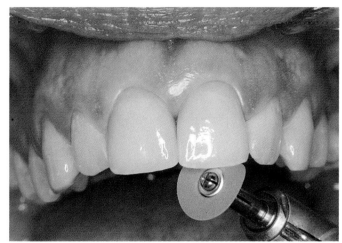

Abbildung 229

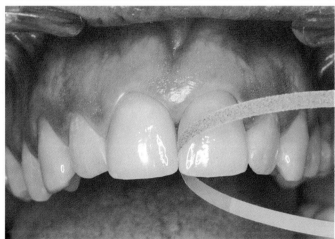

Abbildung 230

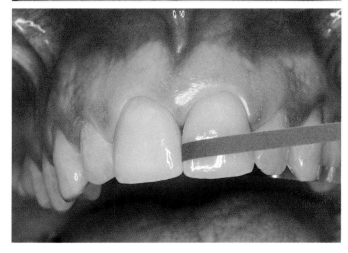

Abbildung 231

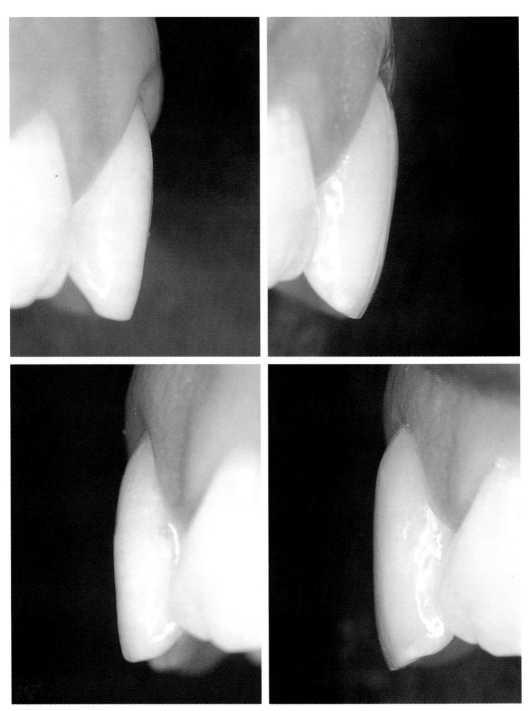

Abb. 232 bis 235 Seitenansicht vor und nach Eingliederung der Veneers. Sowohl auf der rechten, als auch auf der linken Seite ist ein korrektes Streß-Profil zu erkennen.

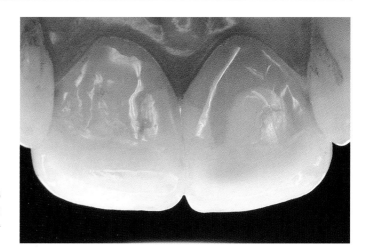

Abb. 236
Die Palatinalansicht zeigt, daß in diesem Fall eine Präparation mit Überlappung der Inzisalkante sinnvoll war.

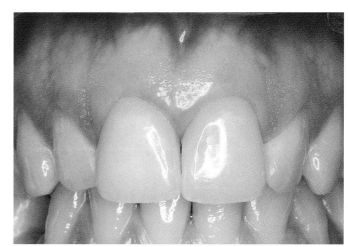

Abb. 237 und 238
Übersicht und Vergrößerung nach Abschluß der Behandlung. Ästhetik und Funktion sind vollständig rehabilitiert.

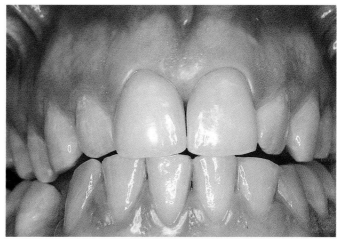

Abbildung 238

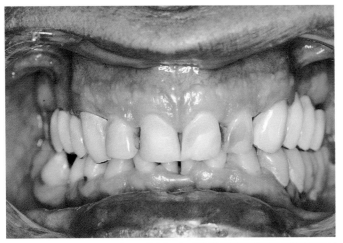

Abb. 239 und 240
Großflächige Schmelzero-
sionen der oberen vier Schnei-
dezähne mit defekten Füllun-
gen, Fehlstellung des 1 1 und
Verfärbung des 2 1.

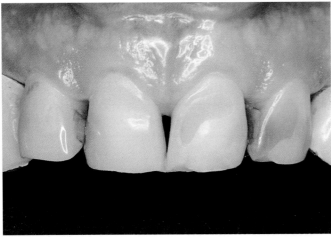

Abbildung 240

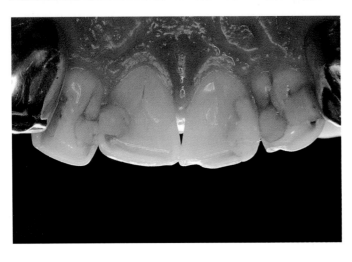

Abb. 241 und 242 Palatinalansicht der Kompositfüllungen
vor und nach ihrer Erneuerung.

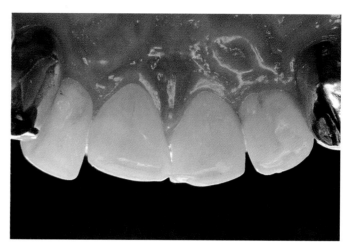

Abbildung 242

Abb. 243 bis 245
Verschiedene Schritte der Präparation. Mit dem Handinstrument Safident MA2 und einem abrasiven Strip werden die scharfen, approximalen Kanten geglättet.

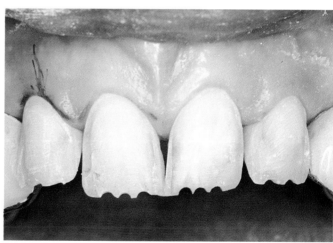

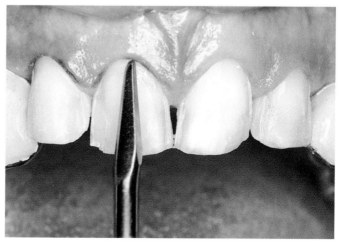

Abbildung 244

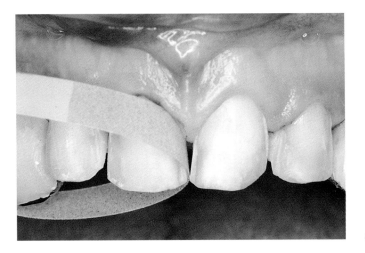

Abbildung 245

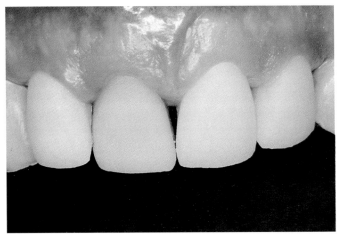

Abb. 246
Frühkontakte, die eine korrekte Positionierung des Veneers verhindern, können mit einem Kontaktspray markiert und dann entfernt werden.

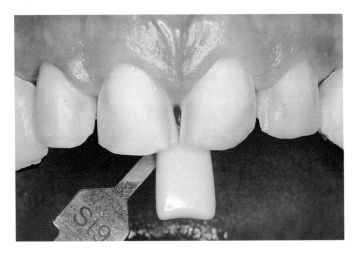

Abb. 247
Auswahl der Farbe für den Kompositstumpf, der für die Farbgebung des Veneers von entscheidender Bedeutung ist.

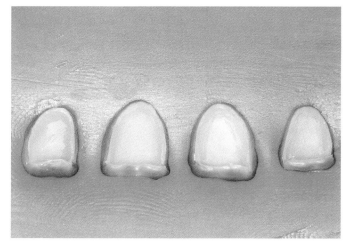

Abb. 248 und 249
Die Veneers werden in einem Silikonblock aufgereiht und an den Rändern mit Wachs ummantelt, damit die Außenfläche während der Vorbehandlung der Keramik geschützt wird.

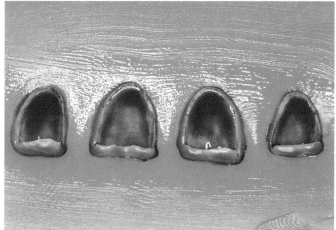

Abbildung 249

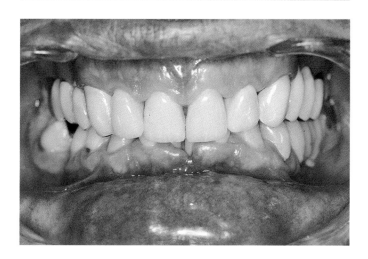

Abb. 250 bis 252
Vestibulär- und Palatinansicht der eingegliederten, gepreßten Veneers.

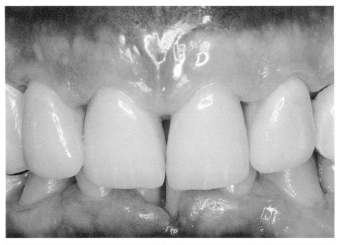

Abbildung 251

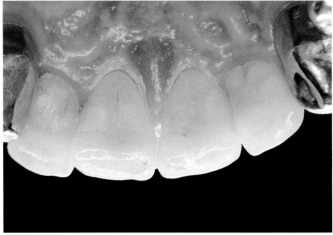

Abbildung 252

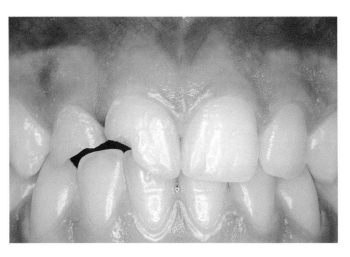

Abb. 253
Junge Patientin mit Front-
zahntrauma der Zähne 1 1 und
1 2 ohne offensichtliche Be-
teiligung der Pulpa.

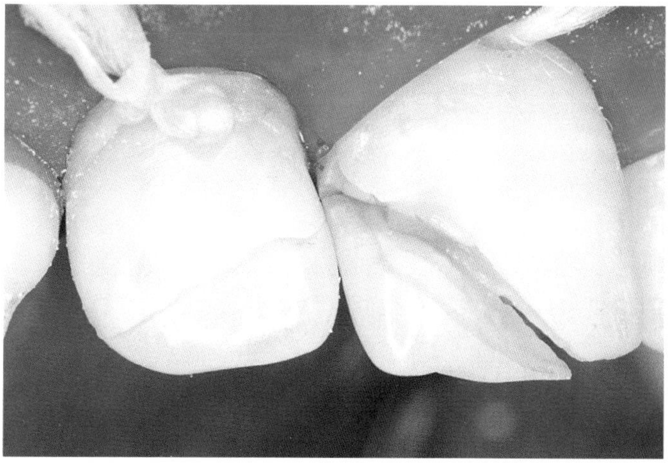

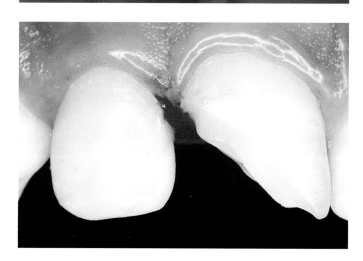

Abb. 254
Versuch, die Zahnfragmente wieder zu reponieren. Diese Lösung biete sich für den Zahn 1 2 an, die Versorgung von 1 1 muß anderweitig erfolgen.

Abb. 255
Das natürliche Fragment des Zahnes 1 2 wurde adhäsiv wiederbefestigt, der 1 1 für die Aufnahme einer Keramikrestauration beschliffen.

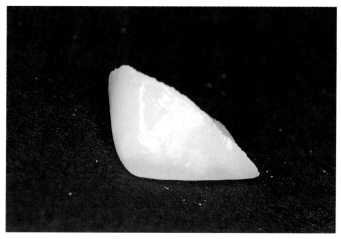

Abb. 256 und 257
Das Keramikfragment wurde auf dem Meistermodell angepaßt.

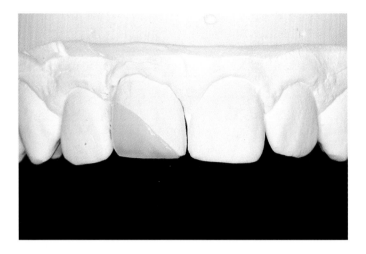

Abbildung 257

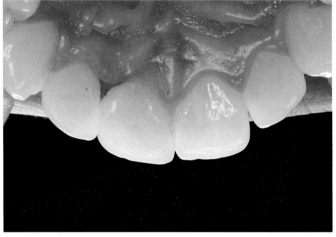

Abb. 258 und 259
Palatiale und vestibuläre Ansicht nach Abschluß der Behandlung. Das Ergebnis ist farblich zufriedenstellend. Sowohl das natürliche, als auch das keramische Fragment erscheinen ohne sichtbaren Übergang.

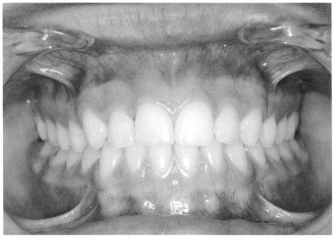

Abbildung 259

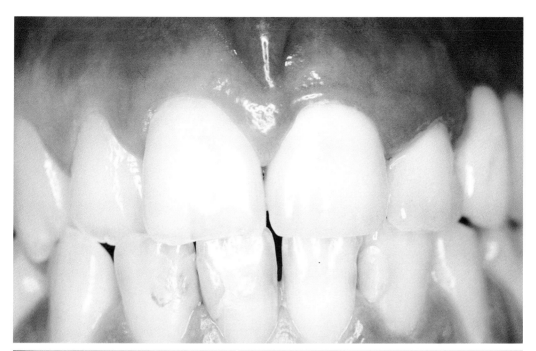

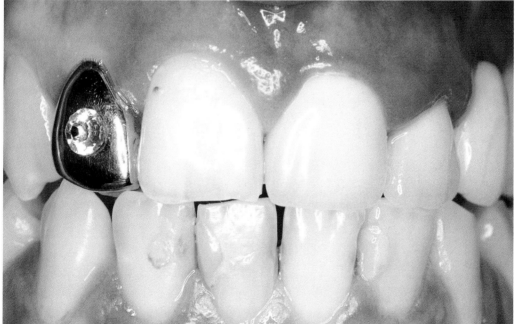

Abb. 260 und 261 Keramikverblendschalen - Veneers: Klinische Erfahrungen und neue Methoden. Von klassischer Aufbrennkeramik bis hin zu Preßkeramik. Sehr viel Engagement ist nötig, um Restaurationen mit perfekter Form, Funktion und Farbe zu produzieren. Und immer noch wird der Wunsch nach einer solchen Restauration an uns herangetragen!

Literaturverzeichnis

1. BAGGI, L.; BOSCHI, M.; CALEFFI A. MARTI GNONI, M.; VENANZI, L.: „Adattamento marginale di intarsi in Dicor: valutazione al microscopio ottico", Riv. It.. Stomatologia, 36-50, 7-8, 1989
2. BAGGI, L.; BOSCHI, M.; CALEFFI, A; VENANZI, L.: „Adattamento marginale di veneers in vetro ceramica da tusione a cera persa. Valutazione a microscopio ottico ", Riv. It. Stomatologia, 24 31 1-2, 1990
3. BAGGI,L.; BOSCHI, M.; CALEFFI, A; VENANZI, L.: „Precisione marginale di veneers realizzate in porcellana", Attualita Dentale Anno VI n° 24, 20-25,1990
4. BERARDI, D; :„Realizzazione di faccette in porcellana tramite la tecnica del rivestimento" Pagine D'Album da 11 Nuovo Lab. Od. 1991, Ed. di Odontotecnica Ital.
5. BERTOLOTTI, R.L.; „Indirect Veneers", CDA Journal, marzo1988
6. BUONOCORE, M.G; „A simple method of increasing the adhesion of acrylic filling materials to enamel surface", J Dent Res, 34: 849, 1955
7. CALAMIA, J R.; SIMONSEN, R.J.; „Effect of coupling agents on bond strenght of etched porcelain", J. Dent. Res., 63: Abstract 79, marzo 1984
8. CALAMIA, J.R; „Etched porcelain veneers: the current state of the art", Quint. Int, 16: 5-12 gennaio 1985
9. CALAMIA, J.R. e coll.; „Shear bond strenght of etched porcelains", J Dent Res., 64: Abstract 1096, marzo 1985
10. CALEFFI. A.; VENANZI, L e coll.; „Le veneers in porcellana mordenzata per una ricostruzione estetica", Il Dentista Moderno, 583, aprile 1986
11. CLYDE, J S.; GILMOUR, A.; 'Porcelain veneers: a preliminary review', British Dental Journal, Jan 9, 1988
12. DONG, J K.; LUTHY, H; WOHLWEND, A.; SCHÄRER, P.; „Heat Pressed Ceramics - Technology and Strenght", Int. J Prosth, 5, 1992, 9 -16
13. FERNANDEZ BODEREAU, E.; „Analisis de los espesores del esmalte en elementos anteriores y su relacion con el tallado para colocar carillas de porcelana", Avances en Odontoestomatologia Vol. 6 Num10 - 1990
14. FERRARI, M et al.; „Valori dello spessore dello smalto in relazione alla preparazione per faccette di ceramica", Parodont. & Odont. Ric, Vol 12, N° 5, 1992
15. GOLDSTEIN, R.E.; Aesthetics in dentistry, J.B. Lippincott Co., Philadelphia, 1976
16. GOLDSTEIN, RE.; „Change your smile", Quint. Publ. Co, Inc., 1984
17. GRAZZINI, F.; BAGGI, L.: „Prove sperimentali in lema di modificazioni all interno della polpa nella preparazione dei dent,. Confronto tra due diversi tipi di fresa: TDA e diamantata convenzionale" Attualita Dentale, III, 8, 1987
18. GROSSMAN, D.G.; Processing a dental ceramic by casting methods, Presentation at the University of Michigan, Ann Arbor, Michigan, ottobre 1983
19. HOFMANN, N; HALLER, B.; KLAIBER, B.: „La resistenza del legame tra composito e diversi materiali ceramici per inlays", Conferenza DGZMK Osnabrück 1991
20. HÖLAND, W; RHEINBERGER, V.; „Realstruktur und Gefüge der Empress-Glaskeramik nach Ätzung", Quintessenz 44. 1993
21. HORN, H R; „A new lamination; porcelain bonded to enamel", N Y State Dent J., 49; 401-403, 1983
22. HORN, H.R.; „Porcelain laminate veneers bonded to etched enamel", Dent. Clin. North Am., 27; 671-684, 1983
23. KERN M. THOMPSON VP: „Una semplice disposizione per il controllo universale del legame adesivo nel test a trazione assiale", Conferenze DGZPW Travemünde 1993
24. KUROSAK, M; KUBOTA, M et al; „L'effetto del la mordenzatura sulla dentina del pavimento clini co cavitarbo", Quint. Int. N°4 1990
25. IBSEN, R L; STRASSLER, H.E.; „An innovative

method for fixed anterior tooth replacement utilizing porcelain veneers", Quint. Int, Vol. 17, N°8, 1986

26. LEHNER, C.; STUDER, S.; SCHARER, P; „Full Porcelain Crowns made by IPS Empress; First Clinical Results", J. Dent Res, Vol. 7l. 658, 1992

27. MARTIGNONI, M.; FEINMAN, P.; „Gonfiandosi mette a nudo la finitura", Attualita Dentale, Anno I, n. 30, pag. 13, 1985

28. MARTIGNONI, M.; SCHÖNENBERGER, A.; „Precisione e contorno nella ricostruzione protesica" Quintessenz Verlags GmbH, 1987

29. MARTIGNONI, M; La ricerca sulla precisione, XXX° Congresso degli Amici di Brugg, Rimini, maggio 1987

30. MASAKA, N.; „Introduction of new clinical application with 4-META adhesive resin super Bond C&B", V°, Quint Int. Symp, Milano, ottobre 1986

31. MINATO, K.S; „Esthetic Porcelain Veneers Part I", Hawaii Dental Journal, Vol.17, N° 7-8, 1986

32. NAKABAYASHI, N. e coll; „Studies on dental selfcuring resins. XXII. Adhesion of 4-META/ MMATBB-0 resin to enamel", Jpn. Soc. Dent Appar. Mater., 23, 88, 1982

33. NAKABAYASHI, N.; Biocompatibility and promotion of adhesion to looth substrates, CRC Press. Inc, Vol. I, Issue I, 25-52, 1982

34. NASEDKIN, J.N.: „Porcelain laminates", Journal, Vol 54, N°4, Apr. 1988

35. PERELMUTER S., LAUNOIS, C.; „Le faccette in ceramica incollate", Attualita Dentale, Anno 11°, N° 37, Nov 1986

36. ROBELLO, C.; „Faccette in ceramica", Quaderni di Progresso Odontostomatologico, Amici di Brugg N° 8

37. SHEETS, C.G.; TANIGUCHI, T.; „Advantages and limitations in the use of porcelain veneer restorations", 64: 406 11, J. Prosthet. Dent. 1990

38. STUDER, S.; LEHNER, C.; SCHÄRER, P.; „Glass-Ceramic Inlays and Onlays made by IPS Empress: First Clinical Results", J. Dent. Res., Vol 71, 658, 1992

39. TAY, W.M. et al., „Effetti di alcune tecniche di rifinitura sui margini cervicali delle veneers in porcellana", Quint. Int, N° 9, 1987

40. UBASSY G.: Forme e colori. Le chiavi del successo nella ceramica dentale. Resch Ed. s.r 1., 1992

41. VANINI, L.: „Nuovo approccio nella ricostruzione complessa del dente anteriore vitale o trattato endodonticamente: tecnica combinata composito ibrido con „faccetta estesa" in ceramica", G. It. Endo 1991; 4: 130-138

42. VENANZI, L.; CALEFFI, A. e coll.; „Le procedure per la realizzazione delle veneers in porcellana mordenzata", Il Dentista Moderno, 1421, agosto 1986

43. VENANZI, L; FERRARELLI, E.: „Considerazioni sulla stratificazione della ceramica su core in Dicor", La Quintessenza odontotecnica rif 557, 1, 1990

Danksagung

Wir sind allen Mitwirkenden dankbar, die das Erscheinen dieses Buches möglich machten – Lehrern, Mitarbeitern, Kollegen, Patienten, unseren Familien und all denen, die uns mit Rat, Aufmunterung und Nachsicht sehr geholfen haben.

Unser Dank gilt vor allem Professor Martignoni, dessen Einsatz, Dynamik und Sachkenntnis für uns stets eine Quelle der Inspiration darstellten. Wir danken unseren Freunden Dr. Luigi Venanzi und Mr. Enrico Ferrarelli, mit denen wir anfänglich begonnen haben, auf diesem Gebiet zu arbeiten. Besonderer Dank gilt Dr. Enrico Sanvoisin, einem engen Freund, der während der langen Entstehungsphase dieses Buches unserem Engagement immer verständnisvoll gegenüberstand. Besondere Erwähnung verdienen unsere Laboranten, Stefania Giayvia, die unseren Bedürfnissen durchweg entschlossen, gewissenhaft und loyal begegneten. Simona Prasti für ihre aktive und treue Mitarbeit. Dr. Raffaele Brancati danken wir für seine Geduld und sorgfältige Planung dieses Projektes. Frau Ester Coppola übernahm die Aufgabe der ersten Manuskriptherstellung dieses Textes. Dr. Emanuela Faitelli und Frau Elena Mazzuca leisteten einen wesentlichen Beitrag zu Recherche und Textgestaltung. Herr Vito Pasceri und seine Firma Cernamif 2, ebenso wie Frau Cristina Chini erstellten die computerisierten Grafiken. Die Herren Garotti, Adreotti, Raffeiner und Dr. Singer von der Firma Ivoclar-Vivadent stellten uns in uneigennütziger Weise Bildmaterial zu Verfügung und unterstützten uns vorbehaltlos mit Rat und Tat.

Die Autoren

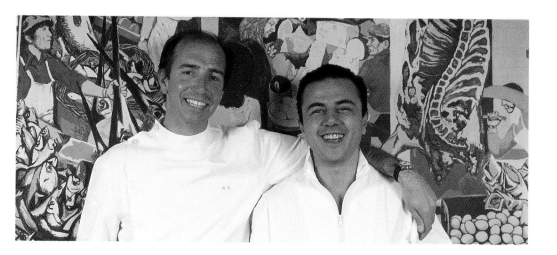

Dr. Alessandro Caleffi

Alessandro Caleffi wurde 1949 in Rom geboren. 1974 schloß er sein Medizinstudium und 1980 die Weiterbildung als Zahnarzt ab. Er besuchte zahlreiche Fortbildungen, in Italien, sowie an den Universitäten von Göteborg und Bern. Von 1985-1987 erwarb er an der New Yorker Universität Kentnisse über die gängigen, amerikanischen Behandlungskonzepte. Daraus resultierte ein umfangreiches Wissen über die Veneertechnologie.

In den Jahren 1987 bis 1990 hielt er Vorlesungen über zahnärztliche Prothetik und später über Prophylaxe an der Schule für Dental-Hygienikerinnen des S. Giovanni Calibita Krankenhauses in Rom. 1990 übernahm er vorübergehend die Vorlesung für zahnärztliche Prothetik an der Zahnklinik der Universität von Tor Vergata in Rom. Seit 1987 bekleidet er eine beratende Funktion in der Abteilung für zahnärztliche Prothetik an der Ospendale Fatebenefratelli Isola Tiberina in Rom (Direktor: Prof. M. Martignoni).

Dr. Caleffi ist international als Vortragender bekannt und hat bereits eine beachtliche Anzahl wissenschaftlicher Arbeiten, vor allem auf dem Gebiet der Prothetik und zahnärztlichen Technologien, veröffentlicht.

Danilo Berardi

Danilo Berardi wurde 1962 geboren. An der E. de Amicis Schule in Rom schloß er seine Ausbildung zum Zahntechniker ab. Er besuchte zahlreiche, weiterbildende Kurse im In- und Ausland. Der Autor einiger Publikationen hielt selbst Vorlesungen in vielen italienischen Städten. Heute besitzt Herr Berardi sein eigenes zahntechnisches Labor und arbeitet seit 1980 eng mit Dr. Caleffi zusammen.

Prof. Dr. Michael J. Noack

Staatsexamen 1982 an der FU Berlin. Promotion 1986, Habilitation 1994; Chefredakteur der „Quintessenz"; seit 1996 Direktor der Abt. für Zahnerhaltung und Parodontologie des Zentrums für ZMK-Heilkunde der Universität zu Köln.